W0045102

Pflegehandbuch Intensivstation

HEINRICH HEINE
UNIVERSITÄT
DÜSSELDORF

Inhaltsverzeichnis

Vorwort

Ein modernes Pflegeverständnis, welches auf der Krankenpflegeausbildung aufbaut, führte im Jahre 1988 zur Bildung einer kleinen Arbeitsgruppe mit dem Ziel, Prozeßstandards als einen Bestandteil des Pflegedokumentationssystems zu entwickeln. Diese Arbeitsgruppe setzte sich aus den Stationsleitungen und/oder deren Stellvertretungen der hiesigen Intensivstationen sowie der pflegerische Weiterbildungsleitung zusammen. Später wurde diese Runde durch unsere freigestellten Praxisanleiter sowie interessierte Mitarbeiter erweitert. Die Zusammensetzung war häufigen Wechseln durch die z.T. doch erhebliche Fluktuation im Intensivpflegebereich unterworfen.

Die Standards sollten den Ablauf der durchzuführenden Pflegemaßnahme zielorientiert beschreiben und die dazu benötigten Materialien nennen. Ganz bewußt sollte der Lehrbuchcharakter vermieden werden. Deshalb wurde ein straffes, gleichbleibendes Gliederungskonzept entwickelt. Durch das Zusammenwirken aller Intensivstationen konnte die Durchführung der Pflegemaßnahmen vereinheitlicht werden. Dadurch wurde die vorher teilweise geübte polypragmatische Handlungsweise verlassen. Gleichzeitig zeigte sich, daß die Einarbeitung aller Teilnehmer des Weiterbildungslehrganges fachübergreifend vereinfacht wurde. Es zeigte sich aber auch, daß die Standards nicht auf die Pflege von Kleinkindern und Säuglingen Anwendung finden können.

Neben den Prozeßstandards wurden darauf abgestimmte Dokumentationsbögen (Pflegedokumentations-, Pflegeanamnesebogen und Pflegeverlegungsbericht) entwickelt. Sie ermöglichen qualitätssichernd die Dokumentation und

Planung der Pflege. Unser Dokumentationssystem, bestehend aus dem Handbuch und den Bögen, wird erfolgreich auf den Intensivpflegestationen folgender Kliniken eingesetzt: Neurochirurgie, Innere Medizin, Allgemein- und Unfallchirurgie, Kardiovaskular- und Thoraxchirurgie, Gefäßchirurgie und Nierentransplantation.

Um Erweiterungen und Aktualisierungen kontinuierlich vornehmen zu können, muß die Arbeitsgruppe regelmäßig tagen. Der Informationsfluß kann nur durch Protokollierung der Treffen und schriftliche Information sichergestellt werden.

Wir möchten abschließend die Leser dieses Handbuches darauf hinweisen, daß die Übernahme der Standards an andere Kliniken sicherlich nur nach einer Überarbeitung und Anpassung an örtliche Gegebenheiten möglich ist.

Alle bisherigen Mitglieder der Arbeitsgruppe:

A. Bergner, K. Blanck, L. Böcker, D. Bosse-Grandjot, U. Brixius, D. Broß, B. Busch, U. Dreiner, S. Elberfeld, H.J. Förster, S. Gaßner, M. Grewe, M. Grünewald, S. Görtzen, W. Haupts, C. Heinze, B. Hinkelmann, E. Holtkötter, E. Koch, B. Kowollik, K. Kränzle, U. Loranczyk, K. Maas, M. Marx, E. Maus, I. Mollenhauer, M. Pohler, M. Radtke, B. Schwark, L. Scholl, L. Sitar, C. Stillger, C.v .Hagen, U.v. Loosen, D. Winz

Hinweise zum Umgang mit dem Pflegehandbuch

Das Pflegehandbuch dient zur Standardisierung von Pflegetätigkeiten. Nach der Erhebung der Pflegeanamnese finden die Pflegestandards ihre Anwendung. Ist ein Pflegestandard zur Lösung eines Pflegeproblems nicht geeignet, so ist ein Abweichen von den aufgeführten Maßnahmen natürlich im Sinne einer ganzheitlich individuellen Pflege nötig. Dieses muß aber dann ausführlich in der Pflegedokumentation begründet werden.
Das Hintergrundwissen muß im Rahmen von theoretischen Unterrichten erarbeitet werden. Gleichartige, sich wiederholende Punkte wie die Information, die Entsorgung sowie die Dokumentation werden im Stammblatt abgehandelt.

Jeder Standard ist in 3 Hauptpunkte unterteilt:

I. Allgemeines

Allgemeine Informationen und Hinweise zum Pflegethema gegeben und Besonderheiten, welche bei der Durchführung von Bedeutung sind

II. Pflegeziel

Die Pflegeziele sind allgemein gehalten, um sie individuell für jeden Patienten formulieren zu können.

III. Pflegemaßnahmen

Die Erwartungen an diesen Punkt beinhalten, daß Art, Anzahl der benötigten Materialien, Häufigkeit und Durchführung der Pflegemaßnahmen genannt werden. So bringt die Erstellung als Prozeßstandard den Vorteil einer Aufschlüsselung der Pflegemaßnahme bis in Einzelschritte.

Um die Übersichtlichkeit zu gewährleisten, wurde eine Untergliederung vorgenommen:

a) Häufigkeit
b) Benötigtes Material
c) Patienteninformation

---

d) Durchführung
Um den Punkt schnell aufzufinden, wurde dieser graphisch hervorgehoben.

---

e) Entsorgung
f) Dokumentation
g) Komplikationen
Die Komplikationen werden nur bei wenigen Maßnahmen aufgelistet.

Stammblatt

I. Patienteninformation

Unabhängig vom Bewußtseinszustand des Patienten (wach oder bewußtseinsgestört), muß vor jeder pflegerischen Maßnahme eine angepaßte Information des Patienten erfolgen. Dabei sollte der Patient mit Namen angesprochen werden, Blickkontakt aufgenommen und besonders bei bewußtseinsbeeinträchtigten Patienten auch ein Hautkontakt hergestellt werden.

II. Dokumentation

Entweder direkt nach der Pflegemaßnahme, spätestens aber am Ende jeder Schicht muß eine Dokumentation erfolgen. Die Dokumentation beinhaltet:
- das Erheben des Pflegestatus
- das Formulieren der evtl. Pflegeprobleme
- die sich daraus ergebenden Pflegemaßnahmen
  - die Art und Weise der Durchführung
  - die verwendeten Utensilien
  - Datum, Uhrzeit und Unterschrift der Pflegekraft
- Bewertung der Pflegemaßnahmen

III. Entsorgung

Der fahrbare Müllbehälter sollte nicht in unmittelbarer Nähe des Patientenbettes stehen. Bett und Patient dürfen nicht als Ablage benutzt werden. Die verwendeten Pflegeutensilien und Verbandsmaterialien sollen umgehend entsorgt werden.

In jedem Fall ist eine Entsorgung der verwendeten Utensilien über den Patienten hinweg zu vermeiden. Das Tragen von Einmalhandschuhen ist obligat.

Bei Patienten mit meldepflichtigen Erkrankungen und mit Hepatitis muß für feste und flüssige Materialien eine gesonderte Entsorgung vorgesehen werden.

Händedesinfektion

I. Allgemeines
- Die Hände spielen als Überträger von Krankheitserregern die wichtigste Rolle im Krankenhaus!
- Bei Kontamination oder besonderer Infektionsgefahr (z.B. infektiöse Hepatitis) , insbesondere beim Umgang mit Objekten, die durch Blut, Fäzes und Auswurf kontaminiert sind, sind die Hände vor dem direktem Kontakt mit diesen Stoffen durch Einmal-Handschuhe zu schützen.
- Leitsatz: Zuerst desinfizieren,dann reinigen !
- Nach Flamm et al. (s. Seite 15) gibt es eine Strategie zur Verhütung der Übertragung von Mikroorganismen durch die Hände. Die wichtigsten Elemente sind:
  Hände sauber halten
  Hände sauber machen
  Hinderung der Keimabgabe.
- Man unterscheidet die hygienische und die chirurgische Händedesinfektion.

II. Pflegeziel
- Senkung der Infektionsrate durch gezielte Händedesinfektion
- Vermeidung von Kreuzinfektionen
- Selbstschutz

III. Pflegemaßnahmen
1. Hygienische Händedesinfektion

a) Häufigkeit
  vor allen invasiven Eingriffen (z.B. Endoskopie, Legen von zentralen Zugängen und Blasenkathetern, Angiographie,

Punktionen), auch wenn Handschuhe getragen werden
vor und nach jedem Kontakt mit Patienten
nach Kontakt mit kontaminierten Flächen und Gegenständen
nach Kontakt mit Blut, Sekreten oder Exkreten

b) Benötigtes Material
alkoholisches Händedesinfektionsmittel

d) Durchführung
- Ca. 3 ml Händedesinfektionsmittel in beiden Händen verreiben — <u>Einwirkzeit mindestens 30 Sekunden!</u>
- Evtl. Hände waschen
- Hände gut mit Einmalhandtuch abtrocknen

2. Chirurgische Händedesinfektion

a) Häufigkeit
vor allen operativen Eingriffen

b) Benötigtes Material
alkoholisches Händedesinfektionsmittel
sterile Nagelbürste
Waschlotion

d) Durchführung
- Hände und Unterarme bis zum Ellbogen mit Waschlotion gründlich waschen
- Fingernägel mit steriler Nagelbürste reinigen
- Gründlich mit Einmalhandtuch abtrocknen
- Mindestens 5 ml Händedesinfektionsmittel ohne Wasserzusatz in beiden Händen und Unterarmen verreiben
- <u>Einwirkzeit mindestens 2,5 Minuten</u>. Bei Risikopatienten, z.B. Hepatitis, Tbc, usw. <u>5 Minuten</u>
- Desinfektion wiederholen
- Nicht abtrocknen

Indikationen	Strategien
1. Hände sind mögliche Vehikel für transiente Flora	
VOR (wahrscheinlicher) Kontamination der Hände (z.B. Verbandwechsel bei infizierter Wunde)	„HÄNDE SAUBER HALTEN" (Nicht-Kontamination) berührungsloses Arbeiten (Instrumente statt Finger) Handschuh (unsteril)
NACH (wahrscheinlicher) Kontamination der Hände keine Seuchenerreger	„HÄNDE SAUBER MACHEN" Händewaschen hygienische Händedesinfektion
Seuchenerreger	hygienische Händedesinfektion
2. Hände sind mögliche Infektionsquelle durch residente Flora VOR chirurgischen Eingriffen oder Kontakt mit extrem resistenzgeschwächten Patienten	„HINDERUNG DER KEIMABGABE" Händewaschen chirurgische Händedesinfektion Handschuh (steril)
3. Infizierte Hand ist mögliche Infektionsquelle durch Infektionserreger, z.B. eitriger Prozeß an den Händen (Panaritium, Abszeß)	Verzicht auf infektionsgefährdende Tätigkeiten bis zur Sanierung

Abb. 1: Strategien zur Verhütung der Übertragung von Mikroorganismen durch die Hände (nach Flamm et al. 1983)

Ganzwaschung

I. Allgemeines

- Intimsphäre des Patienten wahren
- Zum Selbstschutz Handschuhe und Schürze tragen
- Patient soweit wie möglich aktiv mitarbeiten lassen
- Während des Waschens und Abfrottierens die Kontrakturenprophylaxe miteinbeziehen
- Patienteneigene Pflegeartikel benutzen, wenn hygienisch vertretbar
- Wassertemperatur nach Möglichkeit vom Patienten bestimmen lassen
- Inspektion des Patienten
- Kommunikationsmöglichkeit nutzen

II. Pflegeziel

- Ganzwaschung unterstützt das subjektive Wohlbefinden des Patienten
- Vermeiden von Infektionen
- Intakte Hautverhältnisse
- Trockene Haut bei inkontinenten Patienten

III. Pflegemaßnahmen

1. Normale Durchführung

a) Häufigkeit
mindestens einmal pro Tag
bei Bedarf auch mehrmals täglich, z.B. stark schwitzender Patient

b) Benötigtes Material
Waschhandschuhe (mindestens 2 Stück)
Handtücher (mindestens 2 Stück)
Waschschüssel
Seifenfreie, pH-neutrale Waschlotion
Rückfettende Pflegelotion
Mullkompressen für empfindliche Hautfalten
unsterile Handschuhe
Schürze

c) Patienteninformation siehe Stammblatt

---

d) Durchführung
- Bereitstellen der Utensilien
- Patient bis zur Hüfte abdecken, evtl. Kissen entfernen
- Nachthemd ausziehen und den Oberkörper mit Handtüchern abdecken
- Bei Männern Bart rasieren
- Gesicht waschen, Augen von außen nach innen waschen, anschließend Mundpflege durchführen
- Hals, Brust, Bauch, Achselhöhlen, Arme und Rücken, falls möglich im Sitzen, ansonsten Patient unter Mithilfe einer 2. Pflegeperson drehen, waschen; anschließend Nachthemd anziehen
- Bettdecke zurückschlagen und Beine waschen
- Intimpflege durchführen
- Haar-, Nasen- und Ohrenpflege mit einfließen lassen

---

e) Entsorgung siehe Stammblatt

f) Dokumentation siehe Stammblatt

1. Besondere Maßnahmen

Bei inkontinenten Patienten kann es zu Hautreizungen kommen, welche mit Öl gereinigt und anschließend mit Pflegelotion eingerieben werden (Kontraindikation: Pilzbefall)

- HANDPFLEGE
  Nägel kurz und rund schneiden, am besten nach einem Handbad
  Hände nach dem Waschen eincremen
- FUSSPFLEGE
  Nach dem Waschen gründlich trocknen, insbesondere interdigital; falls der Patient nässende Wunden oder starke Schweißabsonderungen hat, Gazestreifen zur Absorption um die Zehen wickeln
  Fußnägel am besten nach einem Fußbad schneiden
  Verletzungen unter allen Umständen vermeiden!
  Bei starker Hornhautbildung Füße mit Salicylvaseline 1-3%ig einreiben, einwirken lassen und bei der nächsten Waschung entfernen.

2. Reihenfolge der pflegerischen Maßnahmen

Für die Reihenfolge der pflegerischen Maßnahmen im Rahmen der Grund- und Behandlungspflege bieten sich u.a. die beiden folgenden Möglichkeiten an:

Reihenfolge 1:
1. Haarpflege
2. Ggf. Rasur
3. Gesicht waschen
4. Rumpf und Arme waschen
5. Beine und Füße waschen
6. Genitalbereich waschen
7. Seitenlagerung, Rücken und Gesäß waschen
8. Haare kämmen/fönen
9. Laken wechseln

10. Augenpflege
11. Ohrenpflege
12. Reklination des Kopfes
13. Rachenspülung
14. Endotracheales Absaugen
15. Mundpflege
16. Nasenpflege
17. ZVK-Verbände
18. Arterieller Kanülenverband
19. ggf. Zugänge V. femoralis und und A. femoralis
20. Bauchverbände

Reihenfolge 2
1. Haare waschen
2. Ggf. Rasur
3. Gesicht waschen
4. Reklination des Kopfes
5. Rachenspülung
6. Endotracheales Absaugen
7. Mundpflege
8. Augenpflege
9. Ohrenpflege
10. Nasenpflege
11. Rumpf und Arme waschen
12. Beine und Füße waschen
13. Genitalbereich waschen
14. Seitenlagerung, Rücken und Gesäß waschen
15. Haare kämmen/fönen
16. Laken wechseln
17. ZVK-Verbände
18. Arterieller Kanülenverband
19. ggf. Zugänge V .femoralis und A. femoralis
20. Bauchverbände

Spezielle Mundpflege

I. Allgemeines

- Es sollten möglichst nur keimarme Materialien verwendet werden, um eine weitere Keimeinschleppung zu vermeiden.
- Das Mundpflegeset muß alle 24 Stunden durch ein neues ersetzt werden.
- Patienten mit gestörter Abwehrkraft, Antibiotikatherapie, fehlender Kautätigkeit oder vermindertem Speichelfluß sind sehr anfällig für Infektionen und Pilzbefall.
- Bei intubierten Patienten stellt sich das Problem der Mikroaspiration durch Sekretansammlung im Mund- und Rachenraum.

II. Pflegeziel

- Erhaltung der Kautätigkeit
- Subjektives Wohlbefinden und beschwerdefreie Nahrungsaufnahme
- Erhaltung einer sauberen, feuchten und intakten Mundschleimhaut
- Belagfreie Zunge
- Sekret- und borkenfreier Rachenraum
- Pilzfreier Mund und defektfreie Lippen

III. Pflegemaßnahmen

1. Durchführung

a) Häufigkeit
jeweils nach dem Essen
bei Bedarf, mindestens jedoch einmal pro Schicht

b) Benötigtes Material
   Handschuhe
   steriler Absaugkatheter
   Gefäß mit Lösung (siehe Punkt Pflegelösungen)
   Zahnbürste (möglichst als Einmalartikel)
   Peanklemme
   steriles Mundpflegeset:
      Pflaumentupfer
      Watteträger
   (Holz)Spatel
   Bepanthen-Augen-/Nasensalbe™ 5 g
   evtl. Taschenlampe
   evtl. Spritze/Cuffdruckmesser für Cuffblockung

c) Patienteninformation siehe Stammblatt

➤➤ **Auf keinen Fall darf mit demselben Absaugkatheter die Trachea und der Mund-Nasen-Rachenraum abgesaugt werden!**

d) Durchführung
- Material bereitstellen
- Händedesinfektion
- Cuffdruck überprüfen
- Handschuhe verwenden
- Mund-Nasen-Rachenraum sorgfältig absaugen
- Nötigenfalls Beißkeil oder Güdeltubus in den Mund einlegen
- Zähne putzen
- Pflaumentupfer so in die Peanklemme einklemmen, daß das Ende ringsherum gepolstert ist oder Watteträger verwenden, in Lösung tauchen, überschüssige Lösung am Rand des Gefäßes abdrücken
- Die gesamte Mundhöhle mit jeweils neuen Tupfern reinigen
- Sichtkontrolle mittels Spatel und Taschenlampe
- Erneutes Absaugen des Mund- und Rachenraumes
- Abschließendes Auswischen der Mundhöhle mit Panthenollösung oder Zitronensäureglycerin
- Zum Eincremen der Lippen Bepanthen-Augen/Nasen-salbe™ auf einen Watteträger geben und auf die Lippen auftragen oder Fettstift benutzen

e) Entsorgung siehe Stammblatt

f) Dokumentation siehe Stammblatt

2. Besondere Maßnahmen

1. SOOR

6mal täglich nach jeder Mundpflege die verordneten Antimykotika applizieren und den gesamten Mund mit Watteträgern auspinseln
Pipette darf keinen Kontakt mit der Mundhöhle haben

2. HYPERSALIVATION

Ursachen: Reizung durch Tubus oder Magensonde, Pharmaka mit cholinerger Wirkung, vegetative Dysregulation

Pflege: ggf. Seitenlage, Moltex unterlegen, absaugen symptomatisch: 1/2 Amp. Atropin s.c. nach Anordnung

3. BORKEN, BLUTRESTE

Reinigung mit H_2O_2 -1%-getränkten Tupfern
<u>Vorsicht: Schaumentwicklung, Aspirationsgefahr!</u>
anschließend gründliches Ausspülen!

4. GESCHWOLLENE ZUNGE

Problem: führt durch Druck der Zahnreihe auf die Zunge zu Dekubiti

Pflege: mittels NaCl 0,9%- getränkten Kompressen die Zunge hinter die Zahnreihe verlagern (Kompressen 1-4 stündlich wechseln)

5. PASSIVE KAUTÄTIGKEIT

Der Unterkiefer muß mehrmals täglich auf und ab bewegt werden, um die Sekretproduktion der Parotisdrüse anzuregen. Die Massage der Wangenmuskulatur in Höhe des Kiefergelenks unterstützt diese Maßnahme zusätzlich.

3. Pflegelösungen

Kamillentee
Salbeitee
Panthenollösung 5%
<u>Nur nach Anordnung:</u> Hexiditinlösung, Nystatinlösung, Methylviolettlösung, Amphotericin B-Lösung, PVP-J-Lösung, usw.

Nasenpflege

I. Allgemeines

- Regelmäßige Inspektion auf Dekubiti
- Bei entzündeten Nasen nur sehr vorsichtig durchführen
- Fixieren der liegenden Sonden und Tuben in der Mitte des Nasenloches
- Bei eitrigen Sekretabsonderungen (Sinusitisgefahr!) Arzt informieren.
- Angebrochene Nasensalbentuben dürfen maximal 24 Stunden verwandt werden, nicht gleichzeitig für die Augenpflege verwenden
- Bei Gebrauch von Benzin müssen die Augen abgedeckt werden

II. Pflegeziel

- Reinigung
- Infektion vermeiden
- Intakte Haut- und Schleimhaut erhalten, bzw. wiederherstellen

III. Pflegemaßnahmen

1. Normale Durchführung

a) Häufigkeit
alle 8 Stunden und bei Bedarf

b) Benötigtes Material
Panthenollösung
Nasensalbe
Wattestäbchen
Absaugkatheter
evtl. Benzin

c) Patienteninformation siehe Stammblatt

---

d) Durchführung
- Händedesinfektion
- Nase vorsichtig innen und außen mit in Panthenol getränktem Wattestäbchen reinigen
- Evtl. vorhandene Pflasterreste entfernen
- Borken vorsichtig mit Panthenollösung auflösen
- Inspektion auf Blutungen und Dekubiti
- Instillation von Nasensalbe

---

e) Entsorgung siehe Stammblatt

f) Dokumentation siehe Stammblatt

Augenpflege

I. Allgemeines
- Patienten mit fehlendem Lidschluß sind besonders anfällig für Infektionen
- Alle Maßnahmen am Auge müssen steril erfolgen
- Alle benötigten Materialien sind 24 stdl. zu erneuern
- Die Augen sind vor Zugluft zu schützen

II. Pflegeziel
- Austrocknung
- Ulcerationen $\Big\}$ verhüten
- Infektionen
- Vor Einschränkung, bzw. Verlust des Sehvermögens schützen

III. Pflegemaßnahmen

1. Reinigung des Auges

a) Häufigkeit
einmal pro Schicht
bei Bedarf
nach Anordnung (OP's, Verletzungen)

b) Benötigtes Material
sterile Einmalhandschuhe
steriles NaCl 0,9 %, mit Mini-Spike und Anbruchsdatum
sterile 10 ml Spritze
sterile Kompressen

c) Patienteninformation siehe Stammblatt

d) Durchführung
- Den Patienten in Rückenlage bringen
- Für ausreichende, blendfreie Beleuchtung sorgen
- Auge inspizieren
- Kopf zur Seite drehen (Kontraindikationen beachten)
- Händedesinfektion
- NaCl 0,9 % aufziehen
- Handschuhe anziehen
- Lider spreizen und mit leichtem Druck auf den Spritzenkolben das Auge von innen nach außen spülen, bis keine Salbenreste oder Sekrete mehr zu sehen sind, Spülflüssigkeit seitlich mit Kompressen auffangen
- Kompresse mit NaCl 0,9 % tränken und bei geschlossenen Lidern von außen nach innen wischen, bis das Auge auch äußerlich sauber ist
- Trocken tupfen

e) Entsorgung siehe Stammblatt

f) Dokumentation siehe Stammblatt

2. Feuchthalten der Hornhaut
Schon 3-4 Stunden Nichtbefeuchtung reichen aus, um ein OP-reifes Ulcus hervorzurufen

Bepanthen Augensalbe™
- Tube nur für die Augenpflege verwenden, alle 24 Stunden erneuern und mit Anbruchdatum beschriften
- Da der Patient unmittelbar nach Applikation nicht sehen kann — und nach Verflüssigung nur verschleiert —, ist die Anwendung für wache Patienten unangenehm. Weiterhin verursacht die Salbe ein Fremdkörpergefühl.
- Bei notwendiger Pupillenkontrolle ungeeignet, da die Salbe die Kontrolle beeinträchtigt

- Bepanthen-Augensalbe macht die Spiegelung des Augenhintergrundes unmöglich

a) Häufigkeit
alle 8 Stunden
nach Reinigung des Auges
bei Bedarf

b) Benötigtes Material
Bepanthen Augensalbe
zwei sterile Kompressen

c) Patienteninformation siehe Stammblatt

---

d) Durchführung
- Das untere Lid nach unten ziehen
- Salbe applizieren, Tube dabei ca. 3 mm über den unteren Lidrand halten
- Das Auge schließen
- Evtl. überschüssige Salbe mit einer sterilen Kompresse entfernen

---

e) Entsorgung siehe Stammblatt

f) Dokumentation siehe Stammblatt

Tränenersatzmittel

- Angebrochene Flasche mit Datum beschriften und alle 24 Stunden erneuern

a) Häufigkeit
nach Reinigung des Auges
Tränenersatzmittel nach Herstellerangaben erneuern

b) Benötigtes Material
   Tränenersatzflüssigkeit
   2 sterile Kompressen

c) Patienteninformation siehe Stammblatt

d) Durchführung
- Das untere Lid leicht nach unten ziehen
- Einen Tropfen in den inneren Augenwinkel geben
- Das Auge schließen
- Heruntergelaufene Tropfen entfernen

e) Entsorgung siehe Stammblatt

f) Dokumentation siehe Stammblatt

Feuchte NaCl-Kompressen
- Werden bei Lid- und Bindehautödemen sowie bei eitriger Sekretion auf das geschlossene Auge gelegt
- Alle 4 Stunden erneuern, bei infizierten Augen mit eitriger oder blutiger Sekretion alle 2 Stunden
- Nur als zusätzliche Maßnahme anwenden
- Lassen sich schlecht fixieren

Uhrglasverbände
- Prinzip: Bildung einer feuchten Kammer
- Gefahr: Infektion, Dekubitus
- Anwendungsgebiet: Schließunfähigkeit der Lider z.B. bei Exophthalmus, Augenmuskellähmung, Augenoperationen, Verletzungen
- Alle 8 Stunden erneuern und Augen reinigen

- Darauf achten, daß der Uhrglasverband rundherum ab-
schließt und daß der Verband keinen Druck auf den Bul-
bus ausübt

Auge mit hautfreundlichem Pflaster zukleben
- Eine Möglichkeit, welche das Austrocknen verhindert
- Organspender: Bei Organspendern ist auf ein Feucht-
halten der Hornhaut ebenfalls zu achten. Bevor der Patient
in den OP verlegt wird, sollten die Augen zugeklebt werden, da die Hornhaut als letztes Organ entnommen wird

Ohrenpflege

I. Allgemeines

- <u>Nicht bei Patienten mit perforiertem Trommelfell und/oder Liquorrhoe!</u>
- Ohrschmuck muß entfernt werden
- Bei Austritt von Blut und/oder Liquor aus dem Gehörgang dürfen keine Wasch- und Reinigungsmaßnahmen ohne Rücksprache mit dem Arzt durchgeführt werden. Ansonsten reicht ein trockener, steriler Verband.

II. Pflegeziel

- Reinigung der Ohrmuschel
- Erhaltung des Hörvermögens
- Verhütung von Infektionen

III. Pflegemaßnahmen

1. Reinigung des Ohres

a) Häufigkeit
mindestens einmal täglich unter hygienischen Bedingungen bei unauffälligem Ohrbefund

b) Benötigtes Material
Wasser und Waschlotion
Waschlappen/Waschhandschuh
Handtuch

c) Patienteninformation siehe Stammblatt

d) Durchführung
- Patient auf den Rücken lagern
- Ohrmuschel innen und außen mit Waschlappen reinigen und gut trocknen

e) Entsorgung siehe Stammblatt

f) Dokumentation siehe Stammblatt

Spezielle Haarpflege

I. Allgemeines

- Zugluft vermeiden
- Augen vor Seifenschaum schützen
- Bei der Durchführung auf Veränderungen der Kopfhaut achten
- Bei Wirbelsäulen- und Kopfverletzungen nur nach ärztlicher Rücksprache
- Wassertemperatur nach Möglichkeit vom Patienten bestimmen lassen
- Kopf- und Barthaare nur nach ärztlicher Anordnung oder Einwilligung der Patienten/der Angehörigen schneiden oder abrasieren

II. Pflegeziel

- Reinigung der Kopfhaut und der Haare
- Verhütung von Infektionen
- Wohlbefinden erhalten

III. Pflegemaßnahmen

1. Normale Durchführung

a) Häufigkeit
   1–2 mal pro Woche

b) Benötigtes Material

Shampoo	Waschschüssel und Gießgefäß
Handtuch, Bürste, Fön	unsterile Handschuhe
Kopfwaschring	Auffanggefäß

c) **Patienteninformation** siehe Stammblatt

---

d) **Durchführung** (unter Zuhilfenahme einer zweiten Pflege-
person)
- Händedesinfektion
- Flache Rückenlage
- Haare anfeuchten, waschen, trocknen, wenn möglich föh-
nen

---

e) **Entsorgung** siehe Stammblatt

f) **Dokumentation** siehe Stammblatt

2. Besondere Maßnahmen

1. BORKEN, BLUTRESTE
Reinigung mit H_2O_2 1%

2. KOPFLÄUSE
durch gezielten Einsatz eines Lokaltherapeutikums entfernen

Dekubitusprophylaxe

I. Allgemeines

- Grundsätzlich gilt, daß die Haut mehrmals täglich kontrolliert wird, und das jegliche Veränderung der Haut dokumentiert werden muß
- Risikofaktoren für die Entstehung von Dekubiti (siehe erweiterte Norton-Skala) sollten vermieden werden

II. Pflegeziel

- Aufrechterhaltung der normalen Hautfunktion
- Aufrechterhaltung bzw. Herbeiführen der Mobilisation
- Vermeidung und Entlastung von Druckeinwirkung

III. Pflegemaßnahmen

1. Druckentlastung
siehe Standard Lagerung

2. Hautschutz

a) Häufigkeit
nach Lagerungswechsel oder bei Bedarf

b) Benötigtes Material
unsterile Handschuhe
rückfettende Pflegelotion

c) Patienteninformation siehe Stammblatt

d) Durchführung
- Händedesinfektion
- Unsterile Handschuhe überziehen
- Pflegelotion auftragen und ggf. einmassieren

e) Entsorgung siehe Stammblatt

f) Dokumentation siehe Stammblatt

Pflege bei Dekubitus

STADIENEINTEILUNG

Stadium 1:	Weißer Aufliegefleck
	Rötung
Stadium 2:	Ödem
	Blasenbildung
Stadium 3:	Zyanotische Verfärbung
	Hautabschürfungen (oberflächlich)
	Hautdefekte
Stadium 4:	Nekrose
	Taschenbildung
	Osteomyelitis (Weichteile, Bänder,
	Sehnen, Knochen)

PFLEGE UND BEHANDLUNG

I. Allgemeines

- Die Versorgung eines Dekubitalgeschwüres richtet sich nach dem jeweiligen Schweregrad.
- Grundsätzlich muß ein Dekubitus unter sterilen Kautelen versorgt werden.
- Die Versorgung des Dekubitalgeschwürs ist dem Arzt vorbehalten, kann aber delegiert werden.

II. Pflegeziel

- Vermeidung von Infektionen
- Vermeidung, Ausweitung oder Verschlimmerung eines vorhandenen Dekubitalgeschwürs
- Abheilung des Dekubitalgeschwürs

III. Pflegemaßnahmen

1. Stadium 1

1.1 Druckentlastung
Druckentlastung der betroffenen Hautstellen durch Lagerungswechsel (siehe Standard "Lagerung"). Ist ein regelmäßiger Lagerungswechsel nicht möglich (z.B. durch Extensionen), sollte eine Umbettung in ein Luftkissenbett oder Mikroglaskugelsystem erfolgen.

1.2 Hautschutz
Nach jedem Lagerungswechsel ist darauf zu achten, daß die Haut geschmeidig bleibt, z.B. durch Einreiben mit rückfettender Pflegelotion.

2. Stadium 2

2.1 Druckentlastung
siehe 1.1 !

2.2 Blasenbehandlung
siehe Übersichtstabelle auf Seite 41!

Dokumentation siehe Stammblatt

3. Stadium 3

3.1 Druckentlastung
siehe 1.1 !

3.2 Wundversorgung

a) Häufigkeit
einmal pro Schicht oder bei Bedarf nach ärztlicher Anordnung

40

1. Abtragungsphase

Wundzustand	Ziel	Maßnahmen	Kontraindizierte Maßnahmen
- Nekrose - Bildung neuen Gewebes ist unter der Nekrose nicht möglich	- Nekrosefreie, saubere Wundfläche	ABSOLUTE DRUCKENTLASTUNG ! chirurgisches Debridement =Entfernung der Nekrose unter sterilen Bedingungen	- Druckbelastung der befallenen Stelle - abwarten und beobachten, somit Nekrose belassen - große, tiefe Nekrose mit Enzymen behandeln - Abbaden der Nekrose

2. Säuberungsphase

Wundzustand	Ziel	Maßnahmen	Kontraindizierte Maßnahmen
- Wundfläche eitrig belegt	- sauberes, keimarmes oder keimfreies Wundgebiet - Ableiten des Wundsekretes nach außen - Anregung der Selbstreinigung	ABSOLUTE DRUCKENTLASTUNG ! - NaCl 0,9% - fermenthaltige Salben - Dextromer (z.B Debrisorb) - Schaumstoff (z.B Epigard)	- Druckbelastung der befallenen Stelle - H2O2, da desinfizierende Wirkung Enzyme zerstört - Desinfektionsmittel - Ringer und andere Nährlösungen - lokale antibiotische Behandlung - Baden der Wunde - Wundrandabdeckung (Hefepilzgefahr) - farbende Desinfektionsmittel

3. Nährphase

Wundzustand	Ziel	Maßnahmen	Kontraindizierte Maßnahmen
Granulationsgewebe zellreiche, weiche Gewebsneubildung mit resorptions- und organischen Funktionen, die an der Oberfläche rötlich, leicht blutende Wärzchen bilden und von den Kapillarsprossen ausgehen	gut ernährtes, durchblutetes, feuchtes Granulationsgewebe Epithelisierung der Wundfläche	ABSOLUTE DRUCKENTLASTUNG ! - Glucose 5% - Ringerlösung, da jetzt NaCl und CaCl gebraucht werden - feucht halten unter sterilen Kautelen - Austrocknung auf jeden Fall vermeiden !	- Druckbelastung der befallenen Stelle - NaCl 0,9% - Glucose 10%, da zu starke Resorption und damit Blutzuckeranstieg - alle enzymatischen Präparate - Schaumstoff
Blasenbildung	blasenfreie, anliegende Haut	ABSOLUTE DRUCKENTLASTUNG ! - Blasen beobachten auf Füllungszustand, Erweiterung, Entzündungszeichen - Bei Rückgang der Blasen, keine Abtragung! - Bei Verstärkung oder Auftreten o. g. Symptome, Abtragung unter sterilen Kautelen	- Druckbelastung der befallenen Stelle - Blasen öffnen, wenn durch konsequente Druckentlastung Rückgang erfolgt
Wundtasche mit vorher genannten Wundzuständen Phase 1 - 3	Phase 1 - 3 taschenfreies Wundgebiet	ABSOLUTE DRUCKENTLASTUNG ! - auf der, der Tasche entgegengesetzten Seite - lockeres Austamponieren mit dem Wundzustand entsprechenden Mitteln, s. 1 - 3	- Druckbelastung der befallenen Stelle - Lagern auf der Taschenseite - straffes Austamponieren und Baden der Wunde - sonst wie 1 - 3

aus C. Bienstein, G. Schröder et al.: Dekubitus Prophylaxe Therapie, Verlag Krankenpflege, 2. Aufl. 1991

b) Benötigtes Material
unsterile und sterile Handschuhe
Mundschutz und Haube
sterile Kompressen
Ringer-Laktat Lösung
salbenhaltige Gaze
sterile Pinzette
Hydrokolloid-Verband
Krankenunterlage
evtl. Salben zur enzymatischen Wundreinigung

c) Patienteninformation siehe Stammblatt

---

d) Durchführung
- Händedesinfektion
- Sterile Materialien bereitstellen
- Patienten lagern
- Evtl. vorhandenen Verband entfernen
- Wundinspektion
- Reinigung (enzymatische Salben und Gaze siehe Übersichtstabelle auf Seite 41)
- Steriler Verband
- Evtl. Hydrokolloidverband

---

e) Entsorgung siehe Stammblatt

f) Dokumentation siehe Stammblatt

4. Stadium 4

4.1 Druckentlastung
siehe 1.1 !

4.2 Wundversorgung

➤➤ **Nekrosebehandlung bzw. Abtragung wird vom Arzt bestimmt**

a) Häufigkeit
nach ärztlicher Anordnung

b) Benötigtes Material
unsterile und sterile Handschuhe
sterile Kompressen/steriles Abdecktuch
Desinfektionsmittel
sterile Pinzette, Schere, Skalpell, evtl. Knopfsonde
Ringer-Laktat-Lösung, NaCl 0,9 %
salbenhaltige Gaze
Krankenunterlage
evtl. Salben zur enzymatischen Wundreinigung
evtl. Tamponaden
H_2O_2 3%

c) Patienteninformation siehe Stammblatt

d) Durchführung
- Händedesinfektion
- Sterile Materialien bereitstellen
- Patienten lagern
- Vorhandenen Verband entfernen
- Reinigung, enzymatische Salben und Gaze
  (siehe Übersichtstabelle auf Seite 41)
- Steriler Verband

e) Entsorgung siehe Stammblatt

f) Dokumentation siehe Stammblatt

Blasenkatheterismus

I. Allgemeines

- Kein "Blasentraining" durchführen
- Kein routinemäßiges An- und Ausspülen der Blase
- Keine Lokalantibiotika und Antiseptika routinemäßig instillieren
- Maximale Liegedauer beachten:
  Latexkatheter: 8 Tage
  Silikonkatheter: 4 Wochen
- Geschlossenes Ableitungssystem verwenden

II. Pflegeziel

- Gewährleistung von freiem Urinablauf
- Vermeidung von Infektionen und Verletzungen

III. Pflegemaßnahmen

1. Legen eines Blasenkatheters

a) Häufigkeit
nach ärztlicher Anordnung
Wechsel je nach Material und nach Anordnung

b) Benötigtes Material
steril verpacktes Katheterset, z.B. bestehend aus:
einer sterilen Arbeitsunterlage
zwei sterilen Handschuhen
Schlitztuch
Tupfer
Schleimhautdesinfektionsmittel
Pinzette
Gleitmittel

wasserdichte Unterlage
Spritze mit 10ml Aqua sterilisata
Blasenkatheter
Pflaster zur Fixierung
steriles Urinableitsystem

c) **Patienteninformation** siehe Stammblatt

---

d) **Durchführung** (unter Zuhilfenahme einer zweiten Pflege-
person)
- Intimsphäre wahren
- Reinigung des Uro-Genital-Bereiches mit einer Wasch-
lotion
- Patienten in flache Rückenlage bringen (Kontraindikation
beachten)
- Händedesinfektion
- Katheterset öffnen
- Wasserdichte Unterlage unter das Gesäß legen
- Sterile Handschuhe anziehen; über die desinfizierende
Hand einen zweiten sterilen Handschuh ziehen oder
Pinzette benutzen
- Blasenkatheter steril entnehmen
- Harndrainagesystem mit dem Blasenkatheter verbinden
- Desinfektion:
  Frauen: 1. u. 2. Tupfer — gr. Schamlippen rechts u. links
  3. u. 4. Tupfer — kl. Schamlippen rechts u. links
  5. u. 6. Tupfer — Urethraeingang, letzten Tupfer
  auf den Vaginaeingang legen
  Männer: Vorhaut zurückziehen, Harnröhrenmündung
  spreizen und vom Urethraeingang zum Körper
  mit mindestens 3 Tupfern desinfizieren
- Nach Desinfektion Uro-Genital-Bereich mit dem Schlitztuch abdecken
- Bei Männern Gleitmittel instillieren (2-3 Minuten wirken
lassen) (Fortsetzung nächste Seite)

(Fortsetzung „Durchführung Blasenkatheterismus")
- Zweiten Handschuh ausziehen
- Katheter mit der Hand oder Pinzette einführen (beim Mann durch Anheben des Penis die äußere Krümmung der Harnröhre aufheben)
- Ballon mit der angegebenen ml-Menge blocken und bis auf Widerstand zurückziehen
- Beim Mann die Vorhaut wieder über die Eichel streifen, da sonst Gefahr der Paraphimose
- Drainageschlauch auf dem Oberschenkel fixieren

e) Entsorgung siehe Stammblatt

f) Dokumentation siehe Stammblatt

2. Pflege des liegenden Blasenkatheters

- Zweimal täglich Waschen der Uro-Genital-Region, sowie bei Bedarf
- Beim Transport oder Mobilisation: Ableitungssystem abklemmen
- Durchhängen des Drainageschlauches vermeiden (Stagnation von Urin)
- Bei versehentlicher Diskonnektion: gründliche Desinfektion der Katheteranschlußstelle und Anschließen eines neuen Urinableitsystems

Pflege bei suprapubischem Blasenkatheter

I. Allgemeines

- Geschlossenes Urinableitsystem verwenden
- Kein routinemäßiges An- und Ausspülen der Blase mittels Blasenspritze
- Keine routinemäßige Instillation von Lokalantibiotika und Antiseptika
- Bei absehbarer längerer Liegedauer sollten blockbare Silikonkatheter verwendet werden

II. Pflegeziel

- Vermeidung von Infektionen
- Gewährleistung von freiem Urinabfluß

III. Pflegemaßnahmen

1. Bei liegendem suprapubischem Blasenkatheter

a) Häufigkeit
  einmal täglich Verbandwechsel

b) Benötigtes Material
  Mundschutz
  sterile und unsterile Handschuhe
  sterile Tupfer
  Verbandmaterial
  Hautdesinfektionsmittel

c) **Patienteninformation** siehe Stammblatt

---

d) **Durchführung**
- Mundschutz anlegen
- Patient in Rückenlage bringen (Kontraindikationen beachten)
- Händedesinfektion
- Unsterile Handschuhe anziehen
- Alten Verband entfernen
- Handschuhe entsorgen
- Erneute Händedesinfektion
- Einstichstelle auf Veränderungen überprüfen, ggf. Arzt informieren
- Einstichstelle desinfizieren
- Sterile Handschuhe anziehen
- Einstichstelle und Umgebung reinigen
- Einstichstelle desinfizieren
- Sterilen Verband anlegen
- Druckstellen bei der Fixierung des Verbandes vermeiden
- Pflasterzügel zur zusätzlichen Fixierung anbringen
- Datum des Verbandwechsels auf dem Verband dokumentieren

---

e) **Entsorgung** siehe Stammblatt

f) **Dokumentation** siehe Stammblatt

2. Ziehen des suprapubischen Blasenkatheters

a) **Benötigtes Material**
Mundschutz
sterile und unsterile Handschuhe
sterile Tupfer
Skalpell
Pinzette
Hautdesinfektionsmittel
Verbandmaterial

b) Patienteninformation siehe Stammblatt

---

c) Durchführung
- Mundschutz anlegen
- Patient in Rückenlage bringen (Kontraindikationen beachten)
- Händedesinfektion
- Unsterile Handschuhe anziehen
- Entfernen des Verbandes
- Handschuhe entsorgen
- Erneute Händedesinfektion
- Sterile Handschuhe anziehen
- Entfernen der Naht mit Skalpell und Pinzette
- Katheter ziehen
- Einstichstelle desinfizieren und reinigen
- Einstichstelle desinfizieren
- Verband anlegen
- Punktionsstelle regelmäßig inspizieren

---

d) Entsorgung siehe Stammblatt

e) Dokumentation siehe Stammblatt

Verabreichen von Sondenkost

I. Allgemeines

- Legen einer Magen-, Duodenal- oder Jejunalsonde ist ärztliche Tätigkeit
- Bei Dislokation muß eine Lagekorrektur durch den Arzt durchgeführt werden
- Sondenlage markieren
- Angebrochene Sondenkostflaschen, Tee und Applikationsspritzen sollten maximal 8 Stunden im Patientenzimmer belassen werden
- Pulverförmige Sondenkost sollte erst kurz vor der Applikation zubereitet werden
- Sondenkost sollte bei der Verabreichung Zimmertemperatur haben.
- Höchstmengen der Applikation (größere Mengen nur nach ärztlicher Anordnung):
  Magensonde: 250 ml/Bolus
  Duodenalsonde: 120 ml/h
  Jejunalsonde: 50 ml/h

II. Pflegeziel

- Ausgewogene Ernährung des Patienten
- Aufrechterhaltung bzw. Wiederherstellung einer normalen Magen-/Darmfunktion
- Vermeidung der Kontamination der Sondenkost

III. Pflegemaßnahmen

1. Bei intermittierender Gabe (Magensonde)

a) Häufigkeit
 nach ärztlicher Anordnung

b) Benötigtes Material
  Applikationsspritze
  Sondenkost
  Stethoskop
  Spülflüssigkeit
  Verschlußstöpsel

c) Patienteninformation siehe Stammblatt

---

d) Durchführung
- Patient sollte während und nach der Applikation mit dem Oberkörper leicht erhöht lagern
- Händedesinfektion
- Aspiration des Mageninhaltes
- Kontrolle auf Menge, Farbe und Sondenkostreste
- Restmenge wieder applizieren
- Ist keine Aspiration möglich, Lagekontrolle mittels Luftinsufflation und Stethoskop
- Angeordnete Sondenkostmenge abzüglich des aspiriertem Mageninhaltes langsam applizieren (möglichst mit Schwerkraft)
- Freispülen
- Je nach ärztlicher Anordnung Sonde abstöpseln oder Beutel anhängen
- Patient sollte nach der Applikation eine Ruhephase haben

---

e) Entsorgung siehe Stammblatt

f) Dokumentation siehe Stammblatt

2. Bei kontinuierlicher Gabe (Duodenal- oder Jejunalsonde)

a) Benötigtes Material
Ernährungpumpe
steriler Ernährungsbeutel mit Überleitungssystem oder
Flasche mit Überleitungssystem
Sondenkost nach Anordnung
armierte Klemme

b) Patienteninformation siehe Stammblatt

c) Durchführung
- Händedesinfektion
- Beutel füllen
- System und Beutel entlüften, Rollenklemme schließen
- System konnektieren und in die Ernährungspumpe einlegen
- Vorgegebene Förderrate einstellen, Rollenklemme öffnen und Pumpe in Betrieb setzen
- Bei Unterbrechung der kontinuierlichen Gabe muß die Sonde freigespült werden

➤➤ Erstapplikation erst nach röntgenologischer Lagekontrolle

d) Entsorgung siehe Stammblatt

e) Dokumentation siehe Stammblatt

Endotracheales Absaugen

I. Allgemeines

- Indikationen der verschiedenen Katheter beachten:
  konventionelle Katheter (eine endständige und zwei seit-
  liche Öffnungen):
  Absaugen des Mund-Nasen-Rachenraumes
  Patienten mit PEEP > 10cm H_2O
  Katheter mit atraumatischer Spitze, z.B. AERO-FLO™:
  Patienten mit PEEP $^<$ 10 cm H_2O, alle Patienten mit
  Gerinnungsstörungen
  Katheter mit atraumatischer Spitze und Applikations-
  kanal, z.B. AERO-JET™:
  Medikamenteninstillation, zähes Sekret
- Maximale Sogeinstellung: Kinder   bis 0,2 bar
                           Erwachsene   bis 0,4 bar
- Präoxigenieren (mindestens 3 Minuten):
  Alle Patienten werden präoxigeniert:
  über Maske mit 100% O_2, 12-15 l/Min.
  Kontraindikation: Bei Patienten, deren Atemantrieb
  über den p_aO_2 geregelt wird, ärztliche Anordnung
  einholen.
  Beatmete Patienten mit einem F_iO_2 < 0,5 erhöhen auf 0,8
  Beatmete Patienten mit einem F_iO_2 ≥ 0,5 erhöhen auf 1,0
- Die Dauer des Absaugvorganges sollte 15-20 Sekunden
  nicht überschreiten.
- Für jeden Absaugvorgang wird ein neuer steriler Katheter
  und ein neuer steriler Handschuh benutzt.
- Kontinuierliche Überwachung der Vitalwerte und Ausse-
  hen des Patienten während des Absaugvorganges muß ge-
  währleistet sein.
- Während des gesamten Absaugvorganges muß der Tubus
  durch Festhalten in seiner Lage fixiert werden.

II. Pflegeziel

- Ansammlung von Sekret verhindern
- Vermeidung von Belüftungsstörungen und Pneumonien
- Gewährleistung von freiem Atmen

III. Pflegemaßnahmen

1. Endotracheales Absaugen bei nicht intubierten Patienten

➤➤ **Nur auf ärztliche Anordnung!**

a) Häufigkeit
nach ärztlicher Anordnung

b) Benötigtes Material
Absauganlage
steriler Absaugkatheter
sterile und unsterile Handschuhe
Mundschutz
Oberflächenanästhesie
bei Bedarf steriles NaCl 0,9% und 2 ml Spritze zum
Spülen

c) Patienteninformation siehe Stammblatt

---

d) Durchführung
- Präoxigenieren (mindestens 3 Minuten!); weiterhin und
  nach dem Absaugvorgang sollte O_2 über eine Maske
  gegeben werden
- Mundschutz anlegen
- Händedesinfektion
- Oberflächenanästhesie durchführen   (Forts. nächste Seite)

(Fortsetzung „Durchführung" von Seite 58)

- Sog aktivieren und kontrollieren
- Verbindungsschlauch bereitlegen
- Verpackung des Katheters öffnen und bereitlegen
- Unsterile Handschuhe anziehen
- Sterilen Handschuh über die katheterführende Hand ziehen
- Katheter steril entnehmen
- Den Katheter in den unteren Nasengang einführen
- Vorsichtig bis in den Rachen vorschieben
- In der Inspiration den Katheter in die Trachea vorschieben (keine Gewalt anwenden!)
- Atemsynchrones Ein- und Ausströmen von Luft und/oder Hustenreiz des Patienten zeigt die richtige Lage an
- Katheter mit dem Verbindungsschlauch konnektieren
- Fingertip schließen und unter intermittierendem Sog den
- Katheter unter kreisenden Bewegungen zurückziehen
- Danach den Katheter um die Hand wickeln und den Handschuh beim Ausziehen über den Katheter stülpen
- Direkt entsorgen
- Verbindungsschlauch durchspülen
- Bei Bedarf erneutes Absaugen

e) Entsorgung siehe Stammblatt

f) Dokumentation siehe Stammblatt

2. Endotracheales Absaugen bei intubierten Patienten

a) Häufigkeit
nicht routinemäßig, sondern bei Bedarf
mindestens einmal pro Schicht

b) Benötigtes Material
  Mundschutz
  Absauganlage
  steriler Absaugkatheter
  sterile und unsterile Handschuhe
  bei Bedarf steriles NaCl 0,9% mit 2ml-Spritze
  Stethoskop

c) Patienteninformation siehe Stammblatt

d) Durchführung
- Präoxigenation
- Mundschutz anlegen
- Händedesinfektion
- Sog aktivieren und kontrollieren
- Alarmfunktionen am Respirator inaktivieren
- Unsterile Handschuhe anziehen
- Verpackung des Katheters öffnen
- Katheter mit dem Verbindungsschlauch konnektieren
- Sterilen Handschuh überziehen
- Das sterile Handschuhpapier zum Ablegen des Beatmungssystems bereitlegen
- Dekonnektion des Beatmungssystems vom Tubus
- System steril ablegen oder aufhängen
- Bei zähem Sekret und vorhandenem Hustenreiz, Instillation von maximal 2 ml NaCl 0,9%
- Zügig den Katheter einführen: Aeroflo™ mit Sog, andere ohne Sog, bei Widerstand 1 cm zurückziehen
- Dann den Katheter mit Sog unter kreisenden Bewegungen zurückziehen
- Beatmungssystem konnektieren
- Katheter um die Hand wickeln, den sterilen Handschuh beim Ausziehen über den Katheter stülpen, und entsorgen
- Alarme aktivieren (Fortsetzung nächste Seite)

(Fortsetzung „Durchführung" von Seite 60)

- Beatmungs- und Vitalparameter kontrollieren
- Bei Bedarf mit einem neuen sterilen Katheter Mund, Rachen und Nase absaugen
- Katheter um die Hand wickeln, den Handschuh beim Ausziehen über den Katheter stülpen, direkt entsorgen
- Verbindungsschlauch durchspülen
- Sauerstoff zurückstellen
- Auskultation

e) Entsorgung siehe Stammblatt

f) Dokumentation siehe Stammblatt

3. Spülung mit NaCl 0,9%

- Indiziert bei zähem Sekret und inkrustiertem Tubus
- Die Spülflüssigkeit wird alle 24 Stunden gewechselt, die Spritze nach jedem Spülen
- Es werden 2 ml NaCl 0,9% in den Tubus gegeben, die sofort wieder abgesaugt werden, wobei der Einsatz von atraumatischen Absaugkathetern mit Applikationskanal (AERO-JET™) sinnvoll ist
- Regelmäßige und ausreichende Befeuchtung (Temperatur des Inspirationsgases am Tubus mindestens 34° C), ausreichende Hydratation des Patienten, sowie eine sorgfältige Bronchialtoilette machen oft das Spülen überflüssig

4. Endotracheales Absaugen bei hohem PEEP und hohem $F_i O_2$

Bei plötzlicher Reduktion des PEEP durch Dekonnektion und Absaugen kommt es, durch eine schlagartige Erhöhung des

venösen Rückstroms, zu einer akuten Rechts- und Links-
herzbelastung. Zudem kann die Lunge kollabieren (Atelektasenbildung). Hierbei besteht die Gefahr der Hypoxie.

d) Durchführung (unter Zuhilfenahme einer zweiten
Pflegeperson) wie unter 2. beschrieben, mit folgenden
Besonderheiten:
* Konventionelle Katheter verwenden
* Bei diesen Patienten wird über den Drehkonnektor
  abgesaugt
* Drehkonnektor desinfizieren
* Sog aktivieren, kontrollieren
* Absaugkatheter am proximalen Ende abklemmen
* Zügig mit geschlossenem Fingertip, über den Konnektor
  eingehen
* Bei Widerstand, 1 cm zurückziehen, Klemme öffnen
* Katheter unter Sog, mit kreisenden Bewegungen zügig
  zurückziehen

Cuff- und Rachenspülung

I. Allgemeines

- **Cave: Ösophagus-OP, nur nach ärztlicher Anordnung**
- Wache Patienten vorher in Seitenlage bringen

II. Pflegeziel

- Erhalten der physiologischen Mund- und Rachenflora
- Verminderung stasebedingter Keimbesiedelung

III. Pflegemaßnahmen

Normale Durchführung

a) Häufigkeit
  mindestens einmal pro Schicht
  je nach Bedarf

b) Benötigtes Material
  Mundschutz
  steriler Absaugkatheter, steriler Handschuh
  Bettschutz
  Cuffdruckregulator
  1OO ml angewärmtes, steriles NaCl 0,9%
  Taschenlampe, Holzspatel, bei Bedarf Laryngoskop
  je nach gewähltem Absaugzugang verschiedene
  Absaugkatheter:
  Nase: 12 Charr., Mund: 14 Charr.oder 16 Charr.
  als Spülkatheter umfunktionierter 12 Charr .Absaugka-
  theter, wenn der Patient nicht mit einem Spültubus intubiert ist.

c) Patienteninformation siehe Stammblatt

Den wachen Patienten darauf hinweisen, daß der Vorgang ein Würgegefühl hervorrufen kann und ihn bitten, den Kopf zur Seite zu drehen und den Mund zu öffnen, um die Flüssigkeit ggf. herauslaufen zu lassen.

---

d) Durchführung (möglichst unter Zuhilfenahme einer zweiten Pflegeperson)

- Material bereitstellen
- Mundschutz anlegen
- Händedesinfektion
- Cuffdruck kontrollieren, ggf. auf maximal 50 cm H_2O hochblocken
- NaCl mit den Spüllumen des Tubus konnektieren, bei Patienten ohne Spültubus, einen mit dem NaCl verbundenen Spülkatheter (12 Charr.) in den unteren Rachenraum einbringen
- NaCl einlaufen lassen
- Hochgeschwemmtes Sekret absaugen
- 2-4 l Druckluft bzw. O_2 kurz an das Spüllumen ansetzen und nochmals absaugen; bei Patienten ohne Spültubus den Spülkatheter unter intermittierendem Sog herausziehen
- Verbrauchsmaterial verwerfen
- Endotracheales Absaugen vorbereiten
- Cuffdruck mittels Cuffdruckregulator auf den für den Patienten angepaßten Wert reduzieren
- Ggf. Patienten endotracheal nach Standard absaugen
- Oxygenierung auf den vorher eingestellten Wert reduzieren
- Mund- und Nasenpflege durchführen
- Unterlage entfernen und verbrauchte Materialien entsorgen

---

e) Entsorgung siehe Stammblatt

f) Dokumentation siehe Stammblatt

Trachestomapflege

I. Allgemeines

- Es darf kein Zug oder Druck mit dem Beatmungs- oder Befeuchtungssystem auf die Trachealkanüle einwirken
- Das Beatmungs- oder Befeuchtungssystem sollte nicht über dem Niveau der Trachealkanüle hängen
- Das Kanülenband darf nicht so fest fixiert werden, daß eine Abflußbehinderung der V. jugularis interna/externa mit Hirndruck entsteht, bzw. Hautläsionen auftreten
- Grundsätzlich sollen ein Trachealspreizer sowie Ersatzkanülen (einmal gleiche Größe, einmal kleinere Größe) im Patientenzimmer vorhanden sein

II. Pflegeziel

- Freies Atmen gewährleisten
- Vermeidung von Wundinfektionen, Druckschäden der Trachealschleimhaut, Ulcerationen, Blutungen, Nekrosen
- Verbesserung des subjektiven Befindens bei Langzeittracheotomierten

III. Pflegemaßnahmen

1. Tracheostomapflege bei Patienten mit geblockter Trachealkanüle

a) Häufigkeit
einmal pro Schicht
bei Bedarf
nach ärztlicher Anordnung

b) Benötigtes Material
   unsterile und sterile Handschuhe
   Mundschutz
   sterile Absaugkatheter
   sterile Watteträger, Tupfer und Kompressen
   NaCL 0,9 %
   Minispike
   Spritzen
   sterile Schlitzkompressen 10 x 10 cm
   Cuffdruckregulator
   Fixierband
   Stethoskop

c) Patienteninformation siehe Stammblatt

d) Durchführung (unter Zuhilfenahme einer zweiten
   Pflegeperson)
- Mundschutz anlegen
- Händedesinfektion
- Sterile Materialien bereitstellen
- Unsterile Handschuhe überziehen
- Hilfsperson hält die Trachealkanüle
- Fixierband und Kompressen entfernen
- Inkl. der Handschuhe entsorgen
- Erneute Händedesinfektion
- Sterile Handschuhe anziehen
- Inspektion des Tracheostoma auf Veränderungen
- Sekret mittels Absaugkatheter entfernen
- Reinigung des Tracheostomas und Umgebung mit
  NaCl 0,9 %
- Nach Abtrocknen Kompresse unterlegen
- Kanülenband so befestigen, daß die Kanüle vor
  Herausrutschen gesichert ist
- Cuffdruck kontrollieren
- Auskultation
- Bei Bedarf endotracheales Absaugen

e) Entsorgung siehe Stammblatt

f) Dokumentation siehe Stammblatt

2.Besondere Maßnahmen bei infiziertem Tracheostoma

a) Häufigkeit
siehe 1.a)

b) Benötigtes Material
siehe 1.b)
zusätzlich H_2O_2 3%-Lösung

c) Patienteninformation siehe Stammblatt

---

d) Durchführung (unter Zuhilfenahme einer zweiten
- Pflegeperson)
- Mundschutz anlegen
- Händedesinfektion
- Sterile Materialien bereitstellen
- Unsterile Handschuhe überziehen
- Hilfsperson hält die Trachealkanüle
- Fixierband und Kompressen entfernen
- Inkl. der Handschuhe entsorgen
- Erneute Händedesinfektion
- Sterile Handschuhe anziehen
- Inspektion des Tracheostoma auf Veränderungen
- Entfernen von Sekret mittels Absaugkatheter
- Reinigung des Tracheostoma und Umgebung mit H_2O_2 3%
- Sorgfältiges Spülen mit NaCl 0,9 %
- Nach Abtrocknen Kompresse unterlegen

(Fortsetzung nächste Seite)

(Fortsetzung „Durchführung" von Seite 67)

- Kanülenband so befestigen, daß die Kanülen vor Heraus-rutschen gesichert ist
- Cuffdruck kontrollieren
- Auskultation
- Bei Bedarf endotracheales Absaugen

e) Entsorgung siehe Stammblatt

f) Dokumentation siehe Stammblatt

3. Tracheostomapflege bei nicht geblockter Trachealkanüle

- Patient zur Mitarbeit bewegen
- Bei Patienten mit Verneblermasken das Tracheostoma durch häufigeres Wechseln der Kompressen trocken halten
- Inkrustierungen der Innenkanüle durch regelmäßiges Wechseln und Reinigen vermeiden.
- Einen evtl. vorhandenen Sprechaufsatz nach Bedarf wech-seln und regelmäßig auf Funktionstüchtigkeit überprüfen

4. Tracheostomapflege nach Entfernung der Trachealkanüle

a) Häufigkeit
einmal pro Tag
nach Bedarf

b) Benötigtes Material
sterile und unsterile Handschuhe
NaCl 0,9 %
sterile Watteträger und Kompressen
Absaugkatheter
Hydrokolloidverband
Mundschutz

c) Patienteninformation siehe Stammblatt

d) Durchführung
- Mundschutz anlegen
- Händedesinfektion
- Unsterile Handschuhe anziehen
- Entfernung und Entsorgung des Hydrokolloidverband inkl. Handschuhe
- Händedesinfektion
- Sterile Handschuhe anziehen
- Inspektion des Tracheostoma
- Bei Bedarf Sekret absaugen
- Reinigung der umgebenden Haut und des Tracheostoma mit NaCl 0,9 %. Hierbei darf keine Flüssigkeit in das Tracheostoma gelangen!
- Neuen Hydrokolloidverband anmodellieren
- Auf Dichtigkeit überprüfen

e) Entsorgung siehe Stammblatt

f) Dokumentation siehe Stammblatt

Assistenz bei Bronchoskopie

I. Allgemeines

- Es gibt diagnostische und/oder therapeutische Indikationen

II. Pflegemaßnahmen

a) Häufigkeit
nach ärztlicher Anordnung

b) Benötigtes Material
Mundschutz
steriler Kittel
sterile Handschuhe
großes steriles Abdecktuch
sterile Kompressen
sterile Spritzen 10 und 20 ml
Trachealsekretprobensets
evtl. steriles Probenröhrchen mit Formalin für Biopsien
NaCl 0,9% 100 oder 250 ml
Xylocain 1%ig oder 2%ig
Minispike
steriles Aqua dest.
Silkospray oder Xylocaingel
steriler Absaugkatheter
Drehkonnektor bei intubierten Patienten
ggf. Beißring
Glycerylpressin sollte bereitgehalten werden, falls bei einer Probeentnahme eine Blutung auftritt
Notfallwagen bereitstellen

c) Patienteninformation siehe Stammblatt

d) Durchführung

- Vor der Untersuchung den QRS-Ton am Monitor aktivieren
- Das benötigte Material wird auf einem steril abgedeckten Tisch bereitgestellt
- Die Kaltlichtquelle in Betrieb nehmen und die Absauganlage anschließen und überprüfen
- Patienten mit 100% Sauerstoff oder $F_i O_2$ = 1,0 präoxygenieren
- PEEP auf Anordnung reduzieren
- Bettbügel kopfseitig entfernen
- Mundschutz anlegen
- Händedesinfektion
- NaCl 0,9% und/oder Xylocain 1% bereithalten
- Bronchoskop durch Benetzung mit Silkospray oder Xylocaingel gleitfähig machen
- Beim nichtintubierten Patienten sollte die Sauerstoffmaske belassen werden
- Wird beim nicht intubierten Patienten der nasale Weg gewählt, 1–2 ml Xylocaingel in die Nase instillieren, wird der orale Weg gewählt, evtl. den Rachenraum mit Xylocainspray anästhesieren und Beißring in den Mund geben
- Ggf. Drehkonnektor erneuern
- Ggf. Anästhesie des Bronchialsystems mit Xylocainlösung
- Zur Asservation von Sekret wird ein Sekretprobenset zwischen Bronchoskop und Absauganlage geschaltet
- Während der Bronchoskopie auf eine ausreichende Oxygenierung und die Vitalparameter achten
- Nach Beendigung der Bronchoskopie PEEP ggf. auf Ausgangsniveau zurückstellen
- Die Sauerstoffkonzentration bzw. den $F_i O_2$ nach Anordnung und nach BGA-Kontrolle zurückstellen
- Kennzeichnung und Verpackung der Asservate
- Ggf. Rö-Thorax
- Engmaschige Kontrolle der Vitalwerte
- Ruhephase für mindestens zwei Stunden einhalten

e) Entsorgung siehe Stammblatt

f) Dokumentation siehe Stammblatt

Verbandwechsel bei liegenden intravasalen Kathetern und Sonden

ZENTRALVENÖSER KATHETER

I. Allgemeines

- Der Verbandwechsel sollte nach der Ganzwaschung und dem Wäschewechsel durchgeführt werden
- Erhöhtes Infektionsrisiko bei Zugang über die V. femoralis
- Erhöhtes Infektionsrisiko bei Zugang über V. jugularis / V. subclavia /V. anonyma und gleichzeitiger Tracheotomie bzw. Hypersalivation
- Nach dem Verbandwechsel wird das Datum auf dem Verband dokumentiert
- Haare in unmittelbarer Nähe der Punktionsstelle sollten abrasiert werden

II. Pflegeziel

- Vermeidung von Infektionen
- Sichere Fixation des Katheters gegen Abknicken und Lageveränderungen
- Trockener Verband
- Abpolsterung gegen Druckeinwirkung

III. Pflegemaßnahmen

1. Normale Durchführung

a) Häufigkeit
alle 24 Stunden, bzw. bei Bedarf

b) Benötigtes Material
Mundschutz
Hautdesinfektionsmittel
Verbandwechsel Set ZVK
    1 Nierenschale
    4 5x5 cm Schlitzkompressen
    6 Watteträger groß
    6 Watteträger klein
    1 Pinzette
Leukoplast
Fixomull/Mefix
Benzin
Nierenschale
unsterile Kompressen
unsterile Handschuhe

c) Patienteninformation siehe Stammblatt

d) Durchführung
- Mundschutz anlegen
- Händedesinfektion
- Pflaster und Fixomull/Mefix für den neuen Verband zurechtschneiden
- Unsterile Handschuhe anziehen
- Vorsichtig das Pflaster, Fixomull/Mefix und die Kompressen ablösen und entsorgen; evtl. Pflasterreste mit Benzin entfernen
- Handschuhe entsorgen
- Punktionsstelle mit Hautdesinfektionsmittel einsprühen (zur Reinigung)
- Verpackung des Verbandwechsel Sets öffnen
- Die Punktionsstelle mit Watteträgern reinigen
- Punktionsstelle mit Hautdesinfektionsmittel einsprühen und Einwirkzeit beachten (zur Desinfektion)
- Punktionsstelle mit Schlitzkompressen abdecken

(Fortsetzung nächste Seite)

(Fortsetzung „Durchführung" von Seite 76)

- ggf. den Katheter mit Hilfe eines Pflasterfähnchens und der Hautnaht so fixieren, daß er nicht herausrutschen kann
- Verband mit Fixomull/Mefix fixieren
- Katheter zusätzlich mit Pflasterzügel fixieren
- Datum des Verbandwechsels auf dem Verband dokumentieren

e) Entsorgung siehe Stammblatt

f) Dokumentation siehe Stammblatt

SWAN-GANZ-KATHETER

I. Allgemeines

- Der Verbandwechsel sollte nach der Ganzwaschung und dem Wäschewechsel durchgeführt werden
- Erhöhtes Infektionsrisiko bei Zugang über die V. jugularis /V. subclavia /V. anonyma und gleichzeitiger Tracheotomie bzw. Hypersalivation
- Nach dem Verbandwechsel wird das Datum auf dem Verband dokumentiert
- Haare in unmittelbarer Nähe der Punktionsstelle sollten abrasiert werden
- Eine Lagekorrektur des Katheters darf nur der Arzt durchführen
- Während des Verbandwechsels auf Lageveränderungen an Hand der Monitordruckkurve achten
- Füllung des Druckbeutels und ausreichenden Druck der Manschette kontrollieren.

- Nach Blutentnahmen: gründliche Spülung des Lumens und eine ebenso gründliche Desinfektion des Dreiwegehahns und Aufsetzen eines neuen sterilen roten Verschlußstopfens
- Der Katheter wird nur vom Arzt gezogen
- Der Ballon darf nicht dauerhaft geblockt sein

II. Pflegeziel

- Vermeidung von Infektionen
- Sichere Fixierung des Katheters gegen Abknicken und Lageveränderungen
- Trockener Verband
- Abpolsterung gegen Druckeinwirkung

III. Pflegemaßnahmen

1. Durchführung

a) Häufigkeit
alle 24 Stunden, bzw. wenn nötig

b) Benötigtes Material
Mundschutz
Hautdesinfektionsmittel
Verbandwechsel Set ZVK
   1 Nierenschale
   4 5x5 cm Schlitzkompressen
   6 Watteträger groß
   6 Watteträger klein
   1 Pinzette

Leukoplast	Fixomull/Mefix
Benzin	Nierenschale
unsterile Kompressen	unsterile Handschuhe

c) Patienteninformation siehe Stammblatt

---

d) Durchführung
- Mundschutz anlegen
- Händedesinfektion
- Pflaster und Fixomull/Mefix für den neuen Verband zurechtschneiden
- Unsterile Handschuhe anziehen
- Vorsichtig das Pflaster, Fixomull/Mefix und die Kompressen ablösen und entsorgen; evtl. Pflasterreste mit Benzin entfernen
- Handschuhe entsorgen
- Punktionsstelle mit Hautdesinfektionsmittel einsprühen (zur Reinigung)
- Verpackung des Verbandwechsel Sets öffnen
- Die Punktionsstelle mit Watteträgern reinigen
- Punktionsstelle mit Hautdesinfektionsmittel einsprühen und Einwirkzeit beachten (zur Desinfektion)
- Punktionsstelle mit Schlitzkompressen abdecken
- Verband mit Fixomull/Mefix fixieren
- Katheter zusätzlich mit Pflasterzügel fixieren
- Datum des Verbandwechsels auf dem Verband dokumentieren
- **Cave: Fixomull/Mefix und Pflasterzügel dürfen nicht über die Schutzhülle geklebt werden !**

---

e) Entsorgung siehe Stammblatt

f) Dokumentation siehe Stammblatt

ARTERIELLE KANÜLE

I. Allgemeines

- Der Verbandwechsel sollte nach der Ganzwaschung und dem Wäschewechsel durchgeführt werden
- Erhöhtes Infektionsrisiko bei Zugang über die A. femoralis
- Nach dem Verbandwechsel wird das Datum auf dem Verband dokumentiert
- Haare in unmittelbarer Nähe der Punktionsstelle sollten abrasiert werden
- Füllung des Druckbeutels und ausreichenden Druck der Manschette kontrollieren.
- Nach Blutentnahmen: gründliche Spülung des Lumens und eine ebenso gründliche Desinfektion des Dreiwege-hahns und Aufsetzen eines neuen sterilen roten Verschluß-stopfens
- Strikte rote Markierung und roter Dreiwegehahn mit rotem Verschlußstopfen zur Vermeidung versehentlicher intra-arterieller Injektion
- Es ist von Vorteil, wenn die Kanülen angenäht sind

II. Pflegeziel

- Vermeidung von Infektionen
- Sichere Fixierung des Katheters gegen Abknicken und Lageveränderungen
- Trockener Verband
- Abpolsterung gegen Druckeinwirkung

III. Pflegemaßnahmen

1. Durchführung

a) Häufigkeit
alle 24 Stunden, bzw. wenn nötig

b) Benötigtes Material
Mundschutz
Hautdesinfektionsmittel
Verbandwechsel Set ZVK
    1 Nierenschale
    4 5x5 cm Schlitzkompressen
    6 Watteträger groß
    6 Watteträger klein
    1 Pinzette
Leukoplast
Fixomull/Mefix
Benzin
Nierenschale
unsterile Kompressen
unsterile Handschuhe
rotes Markierungspflaster
roter Dreiwegehahn und armierte Klemme bei Bedarf

c) Patienteninformation siehe Stammblatt

d) Durchführung
- Mundschutz anlegen
- Händedesinfektion
- Pflaster und Fixomull/Mefix für den neuen Verband zurechtschneiden
- Unsterile Handschuhe anziehen
- Vorsichtig das Pflaster, Fixomull/Mefix und die Kompressen ablösen und entsorgen; evtl. Pflasterreste mit Benzin entfernen
- Handschuhe entsorgen
- Punktionsstelle mit Hautdesinfektionsmittel einsprühen (zur Reinigung)
- Verpackung des Verbandwechsel Sets öffnen
- Die Punktionsstelle mit Watteträgern reinigen
- Punktionsstelle mit Hautdesinfektionsmittel einsprühen

(Fortsetzung nächste Seite)

(Fortsetzung „Durchführung" von Seite 81)

   und Einwirkzeit beachten (zur Desinfektion)
- Punktionsstelle mit Schlitzkompressen abdecken
- Verband mit Fixomull/Mefix fixieren
- Katheter zusätzlich mit Pflasterzügel fixieren
- Rotes Markierungspflaster befestigen
- Datum des Verbandwechsels auf dem Verband dokumentieren
- Roten Dreiwegehahn bei Verschmutzung auswechseln

e) Entsorgung siehe Stammblatt

f) Dokumentation siehe Stammblatt

Temporärer Schrittmacherkatheter

I. Allgemeines

- Der Verbandwechsel sollte nach der Ganzwaschung und dem Wäschewechsel durchgeführt werden
- Erhöhtes Infektionsrisiko bei Zugang über die V. femoralis
- Erhöhtes Infektionsrisiko bei Zugang über V. jugularis/ V. subclavia/ V. anonyma und gleichzeitiger Tracheotomie bzw. Hypersalivation
- Nach dem Verbandwechsel wird das Datum auf dem Verband dokumentiert
- Haare in unmittelbarer Nähe der Punktionsstelle sollten abrasiert werden.
- Der Verbandwechsel wird immer unter Beobachtung des EKG's durchgeführt
- Bei Lageveränderungen des Katheters muß der Arzt gerufen werden

II. Pflegeziel

- Vermeidung von Infektionen
- Sichere Fixation des Katheters gegen Abknicken und Lageveränderungen
- Trockener Verband
- Abpolsterung gegen Druckeinwirkung

III. Pflegemaßnahmen

1. Normale Durchführung

a) Häufigkeit
alle 24 Stunden, bzw. wenn nötig

b) Benötigtes Material
Mundschutz
Hautdesinfektionsmittel
Verbandwechsel Set ZVK
    1 Nierenschale
    4 5x5 cm Schlitzkompressen
    6 Watteträger groß
    6 Watteträger klein
    1 Pinzette
Leukoplast
Fixomull/Mefix
Benzin
Nierenschale
unsterile Kompressen
unsterile Handschuhe

c) Patienteninformation siehe Stammblatt

d) Durchführung

- Mundschutz anlegen
- Händedesinfektion
- Pflaster und Fixomull/Mefix für den neuen Verband zurechtschneiden
- Unsterile Handschuhe anziehen
- Vorsichtig das Pflaster, Fixomull/Mefix und die Kompressen ablösen und entsorgen; evtl. Pflasterreste mit Benzin entfernen
- Handschuhe entsorgen
- Punktionsstelle mit Hautdesinfektionsmittel einsprühen (zur Reinigung)
- Verpackung des Verbandwechsel Sets öffnen
- Punktionsstelle mit Watteträgern reinigen
- Punktionsstelle mit Hautdesinfektionsmittel einsprühen und Einwirkzeit beachten (zur Desinfektion)
- Punktionsstelle mit Schlitzkompressen abdecken
- Ggf. den Katheter mit Hilfe eines Pflasterfähnchens und der Hautnaht so fixieren, daß er nicht herausrutschen kann
- Verband mit Fixomull/Mefix fixieren
- Katheter zusätzlich mit Pflasterzügel fixieren
- Datum des Verbandwechsels auf dem Verband dokumentieren

e) Entsorgung siehe Stammblatt

f) Dokumentation siehe Stammblatt

Pneumonieprophylaxe

I. Allgemeines

II. Pflegeziel

- Vermeidung einer Pneumonie
- Verhinderung der Anschoppung von Sekret in der Lunge
- Verflüssigung und Entfernung von Sekret aus der Lunge
- Vertiefung der Atmung
- Verhinderung von Atelektasenbildung bzw. Wiedereröffnung von Atelektasen

III. Pflegemaßnahmen

1. Lagerung

siehe Standard Lagerung

2. Aufrichten im Bett

siehe Standard Lagerung

3. Frühmobilisation

siehe Standard Lagerung

4. Manuelle Atemhilfe

a) Häufigkeit
bei Bedarf

b) Patienteninformation siehe Stammblatt

c) Durchführung
- Hände flach in die Flanken legen
- Patienten gegen den leichten Widerstand der Hände, besonders in dieser Region atmen lassen
- Patienten zum Abhusten auffordern

d) Dokumentation siehe Stammblatt

5. Abklopfen (Kontraindikationen beachten)

a) Häufigkeit
möglichst vor und nach dem Umlagern jede Thoraxseite mindestens einmmal pro Schicht

b) Benötigtes Material
ggf. Franzbranntwein, Tuch und Hautschutzlotion

c) Patienteninformation siehe Stammblatt

d) Durchführung
- Patienten auf die Seite legen oder aufsetzen
- Rücken ggf. mit Franzbranntwein einreiben, Bett vor Feuchtigkeit schützen
- Beim Abklopfen als Hautschutz evtl. ein Tuch unterlegen
- Den Rücken mit der Hohlhand leicht abklopfen
- Während der In- und Exspiration abklopfen
- Mobilisiertes Sekret absaugen oder abhusten lassen

e) Dokumentation siehe Stammblatt

6. Thoraxvibration

Die Thoraxvibration ist Aufgabe der Krankengymnastik. Es kann evtl. eine Assistenz nötig sein.

7. Blasflasche/Atemtrainer

a) Häufigkeit
nach ärztlicher Anordnung

b) Benötigtes Material
spezielle Atemtrainer

c) Patienteninformation siehe Stammblatt

---

d) Durchführung
nach Herstellerangaben

---

e) Entsorgung siehe Stammblatt

f) Dokumentation siehe Stammblatt

8. Masken-CPAP

a) Häufigkeit
nach ärztlicher Anordnung
mit Inhalation kombinieren

b) Benötigtes Material
CPAP-Anlage
CPAP-System

c) Patienteninformation siehe Stammblatt

d) Durchführung
- System vollständig zusammensetzen
- O_2 und PEEP nach Anordnung einstellen
- Genügenden Flow einstellen (ca. 30–50 l/Min.)
- Maske dicht auf das Gesicht des Patienten setzen
- Flow überprüfen: Es muß in der In- und Exspiration ein kontinuierlicher Gasflow am PEEP-Ventil hör- bzw. spürbar sein.
- PEEP am Manometer überprüfen
- Patienten beobachten (Atmung und Kreislauf)
- Dauer: 8–10 Minuten

e) Entsorgung siehe Stammblatt

f) Dokumentation siehe Stammblatt

9. Inhalation

a) Häufigkeit
nach ärztlicher Anordnung

b) Benötigtes Material
Medikament nach Anordnung
Maske mit Inhalator / CPAP-System mit Inhalator /
Beatmungssystem

c) Patienteninformation siehe Stammblatt

d) Durchführung
- Angeordnetes Medikament in Inhalator füllen
- Inhalator einschalten, bzw. Zusatzflow einschalten
- Dauer nach Anordnung

e) Entsorgung siehe Stammblatt

f) Dokumentation siehe Stammblatt

10. Endotracheales Absaugen

siehe Standard Endotracheales Absaugen

Lagerung

I. Allgemeines

- Bei Lagerungswechseln Zugänge sichern
- Auf achsengerechte Lagerung und physiologische Mittel-stellung der Gelenke achten
- Bei Lagerungswechseln muß die Einwirkung von Scher-kräften vermieden werden
- Mechanische Läsionen durch EKG-Kabel, Sonden, Draina-gen,usw. sind unbedingt zu vermeiden
- Soviel Hilfsmittel wie nötig, sowenig wie möglich !

II. Pflegeziel

- Vermeidung von Druckeinwirkungen auf die Haut, bzw. Entlastung
- Verbesserung der Ventilation und Perfusion der Lunge
- Aufrechterhaltung der normalen Hautfunktion
- Kontrakturenprophylaxe
- Verbesserung bzw. Aufrechterhaltung der Mobilität

III. Pflegemaßnahmen

1. 30°- Seitenlagerung

a) Häufigkeit
   alle 2 Stunden, nach Bedarf bzw. nach Anordnung

b) Benötigtes Material
   Lagerungshilfsmittel wie z.B. Kissen, Keile und Rollen

c) Patienteninformation siehe Stammblatt

d) Durchführung Rechtsseitenlage (unter Zuhilfenahme einer zweiten Pflegeperson)

- Händedesinfektion
- Inspektion der Haut
- Den Patienten auf die rechte Seite drehen
- Achsengerechte Lage der Wirbelsäule beachten
- Rechte Schulter mit rechtem Arm vorziehen, der Arm wird leicht gebeugt, abduziert und in Pronationsstellung gelagert, evtl. unterpolstern
- Evtl. Lagerung des Arms in Supinationsstellung neben dem Kopf
- achsengerechte Lagerung des Kopfes auf ein nicht zu dickes Kissen
- Druckeinwirkung auf die Ohrmuschel vermeiden
- Den linken Arm ein wenig nach dorsal abduzieren und leicht erhöht auf ein Kissen lagern, sodaß die Hand in der Hüfte ruht
- Rechtes Bein in einer Linie mit dem Becken lagern
- Das linke Bein vor das rechte Bein mit Beugung in der Hüfte lagern und den Unterschenkel auf ein Kissen lagern
- Den Rücken so unterpolstern, daß das Gesäß frei liegt
- Spitzfußprophylaxe mit weichem Kissen

e) Dokumentation siehe Stammblatt

2. Herzbettlage

a) Häufigkeit
nach Anordnung

b) Benötigtes Material
Lagerungshilfsmittel wie z.B. Kissen, Keile und Rollen

c) **Patienteninformation** siehe Stammblatt

---

d) **Durchführung**
- Händedesinfektion
- Patient in Rückenlage bringen
- Knieteil des Bettes aufstellen
- Kopfteil des Bettes auf ca. 45° erhöhen
- Gesamtes Bett in Fußtieflage bringen
- Arme abgewinkelt mit Kissen unterpolstern
- Spitzfußprophylaxe durchführen
- Unterschenkel mit Kissen so unterpolstern, daß die Fersen freiliegen

---

e) **Dokumentation** siehe Stammblatt

3. Lagerung von Patienten mit Hirndruck

a) **Häufigkeit**
   nach Anordnung

b) **Benötigtes Material**
   Lagerungshilfsmittel wie z.B. Kissen, Keile und Rollen

c) **Patienteninformation** siehe Stammblatt

---

d) **Durchführung**
- Händedesinfektion
- Patient in Rückenlage bringen
- Oberkörper 30° erhöht lagern
- Kopf achsengerecht lagern
- Arme abgewinkelt mit Kissen unterpolstern
- Unterschenkel mit Kissen so unterpolstern, daß die Fersen freiliegen
- Spitzfußprophylaxe nach Anordnung

---

e) **Dokumentation** siehe Stammblatt

4. Oberkörperhochlagerung bei Rückenlage

a) Benötigtes Material
Lagerungshilfsmittel wie z.B. Kissen, Keile und Rollen

b) Patienteninformation siehe Stammblatt

c) Durchführung
- Händedesinfektion
- Patient in Rückenlage bringen
- Oberkörper 60° erhöht lagern
- Arme abgewinkelt mit Kissen unterpolstern
- Kniekehlen und Unterschenkel mit Kissen so unterpolstern, daß die Fersen freiliegen
- Spitzfußprophylaxe durchführen

d) Dokumentation siehe Stammblatt

5. Bauchlagerung

a) Häufigkeit
nach ärztlicher Anordnung

b) Benötigtes Material
3 große Kissen
2–3 kleine Kissen

c) **Patienteninformation** siehe Stammblatt

---

d) **Durchführung**
- Umlagerung mit 2–3 Pflegekräften durchführen
- Zugänge des Patienten sichern
- Patient in Rückenlage möglichst nah an eine Bettkante legen
- Den innenliegenden Arm ausgestreckt unter das Gesäß legen
- Je ein großes Kissen in den Thorax- und Beckenbereich auf das Bett legen und den Patient darauf rollen
- Das Abdomen darf nicht unterpolstert werden und muß freiliegen
- Den Kopf auf ein kleines Kissen auf die Seite drehen
- Bett vor auslaufendem Sekret schützen
- Augen vor Druck schützen
- Arme abgewinkelt neben dem Kopf lagern und evtl. mit kleinem Kissen unterpolstern
- Unterschenkel mit einem Kissen unterstützen
- EKG-Elektroden auf dem Rücken anbringen
- Genitalbereich vor Dekubitus durch liegenden Blasenkatheter oder Temperatursonde schützen

---

f) **Dokumentation** siehe Stammblatt

6. Aufrichten im Bett

a) **Häufigkeit**
sobald wie möglich, Anordnung beachten

b) **Patienteninformation** siehe Stammblatt

c) Durchführung
- Zugänge sichern
- Patient behutsam aufsetzen
- Patient beim Sitzen evtl. abstützen
- Patient beobachten, zum tiefen Einatmen auffordern
- Einige Minuten sitzen lassen
- Patient wieder hinlegen, lagern

d) Dokumentation siehe Stammblatt

7. Frühmobilisation

a) Häufigkeit
   sobald wie möglich, Anordnung beachten

b) Patienteninformation siehe Stammblatt

c) Durchführung
- Zugänge sichern
- Patient aufsetzen, kurz sitzen lassen
- Patient hinstellen, in den Sessel setzen lassen oder wieder auf die Bettkante
- Patient beobachten, Atmung und Kreislauf überwachen
- Patient wieder hinlegen, lagern

f) Dokumentation siehe Stammblatt

Sauerstofftherapie bei nicht intubierten Patienten

I. Allgemeines

- Die Sauerstofftherapie bedarf der ärztlichen Anordnung (Angabe in Liter/Minute und Dauer der Anwendung)
- Eine beständige engmaschige Überwachung der Atmung ist bei allen Patienten obligat
- Sauerstoff muß immer angewärmt werden

  Ausnahme: innerhalb der ersten 3 Stunden nach Extubation

  bei Gabe < 2 l/Min.

  bei Kleinkindern postoperativ in der Kardiochirurgie
- Sauerstoff muß immer angefeuchtet werden

II. Pflegeziel

- Gewährleistung von Anfeuchtung und Anwärmung
- Vermeidung von Druckeinwirkung durch Maske oder Nasenbrille

III. Pflegemaßnahmen

a) Benötigtes Material
   Nasenbrille
   O_2-Maske
   Kalt- oder Warmbefeuchtung

b) Patienteninformation siehe Stammblatt

c) Durchführung bei Verwendung einer O₂-Maske:

(Einmalmasken aus weichem durchsichtigem Kunststoff, welche locker auf dem Gesicht aufgesetzt und durch ein Gummiband fixiert werden. Diese Masken haben einen Anschlußstutzen für die Sauerstoffleitung und seitlich zwei Öffnungen zur freien Ausatmung. <u>Vorteil :</u> sehr einfache Anwendung, keine Verletzungsgefahr, sehr hohe Flowgaben sind möglich.)

- Vorbereiten des Materials
- Inbetriebnahme des Befeuchtungssystems
- Maske aufsetzen
- Patienten beobachten

c) Durchführung bei Verwendung einer Nasenbrille:

- Nötigenfalls den Patienten bitten, die Nase zu putzen
- Bei bewußtseinsgetrübten Patienten die Nasenlöcher auf Inkrustierungen kontrollieren und bei Bedarf Nasenpflege nach Standard
- Nasenbrille aufsetzen und auf bequemen Sitz achten
- Anschluß des sauerstoffzuführenden Systems
- Einstellung auf die verordnete Sauerstoffmenge
- Inbetriebnahme des Befeuchtungssystems

d) Entsorgung siehe Stammblatt

e) Dokumentation siehe Stammblatt

Praktischer Umgang mit Blut und Blutprodukten

I. Allgemeines

- Bei der Abnahme von Blut zur Blutgruppenbestimmung und zur Bestellung von Konserven muß jede Verwechslung ausgeschlossen werden
  - ➤➤ **Sorgfältiges Beschriften der Röhrchen und Ausfüllen der Laborscheine, Unterschrift des Arztes**
- Blutgruppenprotokoll, Kreuzprobenergebnis, Bedside-Test sowie Konservenetikett und Konservennummer müssen übereinstimmen, der Arzt muß dies schriftlich bestätigen
- Für den, vom Arzt durchzuführenden, Bedside-Test gibt es zwei Möglichkeiten:
  1. Die Empfängerblutgruppe wird überprüft, dies ist nur einmal nötig, da die Testkarte im Krankenblatt abgeheftet wird.
  2. Jede Konserve wird überprüft.
  Nach den Richtlinien zur Bluttransfusion der Bundesärztekammer ist Punkt 1 vorgeschrieben und Punkt 2 wird empfohlen
- **Das Anlegen einer Transfusion ist eine nicht delegierbare ärztliche Tätigkeit.**

II. Blut

II.1 Vollblut

a) Definition und Bestandteile:
   Eine Vollblutkonserve besteht aus einer bestimmten Menge Vollblut, welches mit Stabilisatorlösung versetzt

wird. Durch Lagerung wird die Funktion der Bestandteile eingeschränkt.

b) Lagerung und Haltbarkeit:
   Warmblut bis 6 Stunden
   Frischblut 48–72 Stunden
   Vollblut maximal 21 Tage bei 4°–6°C mit ACD-Stabilisator
             maximal 35 Tage bei 4°–6°C mit CPD-Stabilisator
   Eine erwärmte Konserve sollte nach 6–8 Stunden trans-
   fundiert sein.

c) Vorbereitung:
   Erwärmung auf 37°C
   Transfusionsbesteck mit Filter
   Transfusion von blutgruppen- und rhesusfaktoridenti-
   schem Blut
   Kontrollen siehe Allgemeines

d) Transfusionsgeschwindigkeit:
   2–4 Stunden bzw. nach Anordnung
   vorher sollte die sogenannte "biologische Vorprobe" nach
   OEHLECKER durchgeführt werden:
   10–20 ml Spenderblut werden schnell transfundiert; wenn
   innerhalb von 3 Minuten keine Zeichen der Unverträglich-
   keit auftreten, ist die Probe ohne Befund (nicht zu verwer-
   ten im Schock oder Narkose!)

II.2 Eigenblut

a) Definition und Bestandteile:
   Einem Empfänger wird sein eigenes Blut oder Blutbe-
   standteile übertragen.
   Methoden:
   Intraoperative Autotransfusion: Retransfusion des Blutes
   aus dem OP-Gebiet nach Aufbereitung mit Cellsaver, z.B.

bei massiven Blutungen bei ruptierten Aortenaneurysmen. Präoperative Eigenblutspende

b) Lagerung und Haltbarkeit: wie II.1

c) Vorbereitung: wie II.1

d) Transfusionsgeschwindigkeit: wie II.1

II.3 HLM-Blut

a) Definition und Bestandteile:
   HLM-Blut ist das, nach Beendigung der extrakorporalen Zirkulation in der Herz-Lungen-Maschine verbliebene, Restblut. Dieses ist mit kristalloider Lösung verdünnt und enthält Heparin sowie Reste von anderen Medikamenten, z.B. Relaxantien, Anästhetika.

b) Lagerung und Haltbarkeit:
   HLM-Blutkonserven sind Eigenblut und sollten nach spätestens 6 Stunden retransfundiert werden.

c) Vorbereitung:
   Transfusionsbesteck mit Filter
   Nach ärztlicher Anordnung wird eine Antagonisierung des Heparins mit Protaminsulfat als Kurzinfusion oder langsame i.v.Gabe möglichst über eine Braunüle durchgeführt. Die Wirksamkeit der Antagonisierung kann nach ärztlicher Anordnung durch den ACT-Wert kontrolliert werden.

d) Transfusionsgeschwindigkeit:
   nach ärztlicher Anordnung

III. Blutprodukte

III.1 Erythrocytenkonzentrat (EK)

a) Definition und Bestandteile:
   Ein EK wird aus einer Vollblutkonserve mittels Zentrifugieren und Abpressen gewonnen. Es enthält nur noch einen geringen Plasmaanteil.

b) Lagerung und Haltbarkeit:
   Ein EK ist bei 2°–4°C 21 Tage haltbar.
   Ein erwärmtes EK sollte nach 6 Stunden transfundiert sein.

c) Vorbereitung:
   Erwärmung auf 37°C
   Verdünnung mit 100–250 ml NaCl 0,9%
   Transfusionsbesteck mit Filter
   Transfusion von blutgruppen- und rhesusfaktoridentischem Blut
   Kontrollen siehe Allgemeines

d) Transfusionsgeschwindigkeit:
   2–4 Stunden
   Vorprobe nach Oehlecker

III.2 Gewaschenes Erythrocytenkonzentrat

a) Definition und Bestandteile:
   Diese Konserven werden aus EK's durch mehrmaliges Spülen mit NaCl 0,9% hergestellt. Hierdurch werden Plasmareste, Leukocyten und Thrombocyten weitestgehend entfernt.

b) Lagerung und Haltbarkeit:
   Lagerung bei 4°C
   Gewaschene Erythrocytenkonzentrate sollten innerhalb
   von 24 Stunden nach Herstellung transfundiert werden.

c) Vorbereitung:
   Erwärmung auf 37°C
   Verdünnung mit 100–250 ml NaCl 0,9%
   Transfusionsbesteck mit Filter
   Kontrollen: siehe Allgemeines

d) Transfusionsgeschwindigkeit:
   s. Pkt. III.1

III.3 Thrombocytenkonzentrat

a) Definition und Bestandteile:
   1. Thrombocytenhaltiges Plasma wird durch
      Zentrifugieren einer Vollblutkonserve gewonnen. Inhalt
      ca.zwei Drittel der Thrombocyten einer Frischblutkon-
      serve.
   2. Thrombocytenkonzentrat wird entweder aus thrombo-
      cytenhaltigem Plasma durch Zentrifugieren oder durch
      den Einsatz des Cellsaver bei Spendern hergestellt.

b) Lagerung:
   1. Thrombocytenhaltiges Plasma:
      Bei Raumtemperatur 72 Stunden
      Bei 4°C nur 24 Stunden
   2. Thrombocytenkonzentrat:
      Sofortige Gabe
      In speziellen gasdurchlässigen Beuteln, ständiger
      Agitation und bei 20°–24°C kann es zwischen 72 und
      120 Stunden gelagert werden.

c) Vorbereitung:
   keine Erwärmung, da thermoinstabil
   ABO-kompatibel transfundieren, Rhesusfaktor braucht
   nicht identisch zu sein
   Transfusionsbesteck mit Filter
   Kontrollen: siehe Allgemeines

d) Transfusionsgeschwindigkeit:
   30–60 min.

III.4 Granulocytenkonzentrat

a) Definition und Bestandteile:
   Diese Konserven werden durch Zentrifugieren und durch
   Leukophorese aus Vollblut gewonnen.

b) Lagerung und Haltbarkeit:
   Granulocytenkonzentrate werden sofort gegeben, da eine
   Lagerung nicht möglich ist.

c) Vorbereitung:
   Transfusionsbestecke mit Filter
   blutgruppen- und rhesusfaktoridentisch transfundieren
   keine Erwärmung

d) Transfusionsgeschwindigkeit:
   langsam über mehrere Stunden, da Reaktionen häufig
   auftreten können

III.5 Plasma
a) Definition und Bestandteile:
1. Fresh frozen Plasma (FFP):
   Diese Konserven werden mittels Zellseparator gewonnen und enthalten Stabilisator und alle Gerinnungsfaktoren mit Ausnahme der Thrombocyten.
2. Teildefibriniertes Frischplasma (TFP):
   FFP's, denen ein Teil des Fibrinogens sowie die Faktoren VIII und XIII entfernt werden.

b) Lagerung und Haltbarkeit:
   Bei einer Lagerung unter -20°C ist Plasma ein Jahr haltbar. Ein erwärmtes Plasma sollte nach maximal sechs Stunden gegeben werden.

c) Vorbereitung:
   Auftauen bei 30°–37°C
   Transfusionsbesteck mit Filter
   blutgruppengleiche Transfusion, Rhesusfaktor braucht nicht berücksichtigt zu werden.

d) Transfusionsgeschwindigkeit:
   $^1/_2$ – 1 Stunde
   nach Anordnung

IV. Dokumentation
Siehe Stammblatt
Jede Konserve muß mit Transfusionsbeginn und Ende sowie der Konservennummer dokumentiert werden.

V. Entsorgung
Siehe Stammblatt
Die Konservenbeutel mit dem Restblut sollten kühl für evtl. serologische Nachuntersuchungen für 24 Stunden aufbewahrt werden.

VI. Massentransfusion

1. Allgemeines
- In Notfällen kann in dem Umfang von den Richtlinien abgewichen werden, wie dies in der gegebenen Situation zur Abwendung einer Lebensgefahr oder eines ernsten Schadens für den Patienten notwendig ist.
- Bei unbekannter Identität müssen Röhrchen und Anforderungsschein mit Diagnose, Geschlecht, Datum und Uhrzeit der Aufnahme eindeutig lesbar beschriftet werden.

2. Durchführung
- Die Konserven sollten erwärmt werden
- Verdünnung wie vorgeschrieben
- Filterbestecke
- Es sollten großlumige Zugänge zur Verfügung stehen.
- Regelmäßige Überwachung und Dokumentation der Vitalwerte
- Dokumentation der Konservennummern, der Anzahl der Konserven und deren Volumina (➡ Bilanz).

VII. Transfusionszwischenfall

1. Allgemeines:
- Die häufigste Ursache ist menschliches Versagen.
  Deshalb ist der korrekte Umgang mit Blut und Blutprodukten, sowie eine sorgfältige Überwachung des Patienten unerläßlich. Während der ersten Minuten einer Transfusion muß die Pflegekraft bei dem Patienten bleiben.

2. Symptome:
- Tachykardie, Hypotonie, Tachypnoe/Dyspnoe, Flush, blasse, kalte Akren, Kaltschweißigkeit, Schüttelfrost, Übelkeit, Erbrechen, Bewußtlosigkeit, plötzlich auftretende Schmerzen, Oligurie/Anurie (evtl. fleischwasserfarbener bis bierbrauner Urin)

- **Cave: Symptome können bei sedierten oder narkotisierten Patienten sowie bei Schock oder Cortisontherapie fehlen oder fehlgedeutet werden!**

3. Pflegemaßnahmen:
- Bei den geringsten Anzeichen eines Transfusionszwischenfalls müssen folgende Maßnahmen unverzüglich eingeleitet werden
- Transfusion unterbrechen
- Arzt benachrichtigen
- Zugang belassen
- Zur erneuten Blutgruppen- und Kreuzprobenbestimmung Blut entnehmen.
- Weitere Maßnahmen nach ärztlicher Anordnung

Besonderheiten bei Patienten mit kontinuierlichen renalen Eliminationsverfahren

I. Allgemeines

- Aufbau, Entlüftung des Systems, Anschluß, Wechseln sowie die Beendung des Extrakorporalen Kreislaufes wird durch besonders geschultes Pflegepersonal oder Ärzte vorgenommen
- Unruhige Patienten sollten wegen der Gefahr der Diskonnektion nach Anordnung fixiert und/oder sediert werden
- Keine Dreiwegehähne in den extrakorporalen Kreislauf einfügen

II. Pflegeziel

- Erkennen von Komplikationen
- Exakte Bilanzierung

III. Pflegemaßnahmen

a) Allgemeines
Zwei bezogene Schlauchklemmen bereithalten
Kontrolle auf Diskonnektion

b) Gefäßzugang
Verbandtechnik: siehe Standard „Verbandwechsel bei intravasalen Kathetern und Sonden"

c) Temperatur

- Normotherme Patienten können schnell auskühlen, insbesondere Kinder; deshalb kontinuierlich die Körpertemperatur überwachen

d) Spezielle Maßnahmen bei Hypo-/Hyperthermie

- Infusionswärmer für die Substitutions- und/oder Dialyselösung verwenden oder angewärmte Lösung verwenden
- Substitutions- und/oder Dialyselösung kühlen oder durch eine Kühllösung (z.B. Eiswasser) leiten

e) Patienteninformation siehe Stammblatt

e) Entsorgung siehe Stammblatt

f) Dokumentation siehe Stammblatt

Besonderheiten bei Patienten mit CAPD

I. Allgemeines

- Patienten mit CAPD führen die PD zu Hause selbstständig durch. Sie sind einen festgelegten Ablauf gewohnt, von dem bei einem stationären Aufenthalt nicht abgewichen werden sollte.

II. Pflegeziel

- Aseptische Durchführung

III. Pflegemaßnahmen

a) Häufigkeit
nach Anordnung
je nach Konzentration des Dialysats:
nach 2–2.5 Stunden bei 3,68 %iger Lösung
nach ca. 6 Stunden bei 1,3 %iger Lösung

b) Benötigtes Material
Mundschutz, Haube
Federwaage
angewärmter Dialysatbeutel
Desinfektionsmittel
Septishield II™
Infusionsständer

c) **Patienteninformation** siehe Stammblatt

---

d) **Durchführung**
- Mundschutz und Haube anziehen
- Händedesinfektion
- <u>Konnektion des Beutels/Einlauf Dialysat</u>
- Beutel anwärmen
- Neuen Dialysatbeutel wiegen und Gewicht dokumentieren, erst danach anbringen
- Die Konnektionsstelle mit dem Septishield II™ versehen
- Rollenklemme lösen und Dialysat mittels Schwerkraft ins Abdomen laufen lassen
- Rollenklemme schließen und Beutel am Infusionsständer aufhängen oder ins Bett legen
- <u>Rücklauf Dialysat / Dekonnektion des Beutels</u>
- Vorherigen Beutel unter Patientenniveau hängen, Rollenklemme lösen und Dialysat aus dem Bauchraum zurücklaufen lassen
- Rollenklemme schließen, Beutel mittels Federwaage wiegen; falls Restmenge im Abdomen >100 ml, durch Lagerung oder Pressenlassen des Patienten, den im Bauchraum verbliebenen Rest abdrainieren
- Händedesinfektion
- Alten Beutel entfernen
- Katheter abstöpseln

---

e) **Entsorgung** siehe Stammblatt

f) **Dokumentation** siehe Stammblatt

Pflege des CAPD-Katheters

I. Allgemeines

- Dialysekatheter darf nicht mit Pflaster beklebt werden
- Dialysekatheter darf nicht mit alkoholischen Lösungen oder Benzin in Kontakt kommen
- Katheter darf nicht gewaltsam in einer bestimmten Richtung gelegt werden

II. Pflegeziel

- Sicherung des Katheters vor Zug
- Vermeidung von Drucknekrosen an der Punktionsstelle

III. Pflegemaßnahmen

a) Häufigkeit
  einmal täglich

b) Benötigtes Material
  Mundschutz, Haube
  ZVK-Set
  PVP-Jod Lösung
  Pflaster
  Fixomull/Mefix

c) Patienteninformation siehe Stammblatt

d) Durchführung
- Mundschutz und Haube anziehen
- Händedesinfektion
- Verband entfernen
- Falls Katheter beschmutzt, mit PVP-Jod reinigen, Hautdesinfektion mit PVP-Jod
- Sterile Kompressen unter Aussparung des Katheters mit Fixomull/Mefix fixieren
- Fixierung: Infusionsschlauch mit einer Schlaufe an der Bauchdecke fixieren

e) Entsorgung siehe Stammblatt

f) Dokumentation siehe Stammblatt

Assistenz bei Magenspülung

I. Allgemeines

- Bei Intoxikationen mit Säuren und Laugen ist eine Magenspülung kontraindiziert
- Patienten ohne ausreichende Schutzreflexe müssen wegen der Aspirationsgefahr vor der Magenspülung intubiert werden
- Ständige Beobachtung von Bewußtsein, Kreislauf und Verhalten des Patienten während der Spülung

II. Pflegeziel

- Vermeidung von Aspiration durch Mageninhalt und/oder Spülflüssigkeit
- Exakte Bilanzierung der Spülflüssigkeit bei jedem Spülvorgang
- Vermeidung von Perforation durch den Magenschlauch
- Kontrolle der Spülflüssigkeit auf Beimengungen (Blut, Tablettenreste)

III. Pflegemaßnahmen

1. Normale Durchführung

a) **Häufigkeit**
   nach ärztlicher Anordnung
b) **Benötigtes Material**
   Handschuhe
   Kunststoff- oder Gummischürze
   Stethoskop
   100 ml Spritze   (Fortsetzung nächste Seite)

(Fortsetzung „Benötigtes Material" von Seite 115)
durchsichtiger Magenschlauch
2 Meßgefäße
Spüllösung (lauwarmes Wasser)
Spültrichter
ggf. Gefäße zur Probenentnahme
ggf. Lokalanästhesie
Klemme
ggf. Beißring oder Mundkeil
Intubationsbesteck
Notfallmedikamente
ggf. 30–50 g medizinische Kohle oder Kohlekompretten
ggf. Natriumsulfat

c) Patienteninformation siehe Stammblatt

---

d) Durchführung
- <u>Bei nicht intubierten Patienten muß die Bewußtseinslage regelmäßig kontrolliert werden!</u>
- QRS-Ton aktivieren
- Entfernen der Zahnprothese
- Ggf. Intubation (Cuff hochblocken auf 50–60 cm H_2O)
- Lagerung des Patienten in Seitenlage links und Kopftieflage
- Patient und Umgebung vor Verunreinigungen schützen
- Assistenz beim Legen des vorher gleitfähig gemachten Magenschlauchs
- Kontrolle der richtigen Lage
- Asservation
- Spülung nach der Hebe-Senk-Technik
- Spülung mit jeweils ca. 500 ml Spüllösung
- Exakte Kontrolle der Ein- und Ausfuhrmenge
- Ggf. Gabe von Kohle und Abführmittel
- Entfernen des Magenschlauchs
- Ggf. Cuffdruck normalisieren

---

e) Entsorgung siehe Stammblatt

f) Dokumentation siehe Stammblatt

Literaturliste

Berk, J.L., Sampliner, J.E.:
  Handbuch der Intensivmedizin. 1986, 3. Auflage, Karger

Bienstein, C., Fröhlich, A.:
  Basale Stimulation in der Pflege. 1991, 1. Auflage, Verlag
  selbstbestimmendes Leben, Düsseldorf

Bienstein, C., Schröder, G.:
  Dekubitus, Prophylaxe Therapie. 1991. 2. Auflage, Verlag
  Krankenpflege, Frankfurt

Birkenfeld, R.:
  Überwachung und Pflege des beatmeten Patienten. 1988,
  1. Auflage, Gustav Fischer Verlag, Stuttgart

Borst, R.H.:
  Anästhesie und Intensivpflege. 1985, 1. Auflage, Fresenius
  Stiftung, Bad Homburg

Burchardi, H.:
  Akute Notfälle. 1988, 3. Auflage, Thieme Verlag, Stuttgart

Burkhardt, F., Steuer, W.:
  Infektionsprophylaxe im Krankenhaus. 1989, 2. Auflage,
  Thieme Verlag, Stuttgart

Deutsch, E., Lasch, H.G., Lenz, K.:
  Lehrbuch für internistische Intensivpflege. 1990, 1.
  Auflage, Schattauer Verlag, Stuttgart-New York

Doeffinger, J., Jesch, F.:
  Intensivmedizinisches Notizbuch. 1991 Wissenschaftliche
  Verlagsabteilung Abbott GmbH, Wiesbaden

Franz, H.E.:
Blutreinigungsverfahren. 1985, 3. Auflage, Thieme Verlag, Stuttgart

Franz, H.E.:
Dialysebehandlung. 1971, 1. Auflage, Thieme-Hippokrates-Enke, Stuttgart

Glatz, G., Scherer, R., Schöngart, Ch.:
Anästhesie und Intensivmedizin. 1984, 1. Auflage, Bibliomed Melsungen

Grist, W.F., Osswald, P.M.:
Intensivmedizin Praxis. 1989, Springer , Berlin-New York

Hacke, W.:
Neurologische Intensivmedizin. 1988, 2. Auflage, Perimed Fachbuch Verlagsgesellschaft, Erlangen

Hartenauer, U. et al.:
Hygienebewußte Intensivpflege. 1988, 2. Auflage, W. Zuckschwerdt Verlag, München

Juchli, L.:
Krankenpflege. 1991, 3. Auflage, Thieme Verlag, Stuttgart

Kilian, J., Benzer, H., Ahnefeld, F.W.:
Grundzüge der Beatmung. 1991, 1. Auflage Springer Verlag Berlin-New York

Korn, A., Weber, G., Hilt, H., Horch, D., Petri, H.:
Neurochirurgische Intensivpflege. 1990, 1. Auflage, Bibliomed, Melsungen

Kretz, F.J.: .
Intensivmedizin für Krankenpflegeberufe. 1985, 1. Auflage, Thieme Verlag, Stuttgart

Larsen R.:
  Anästhesie und Intensivmedizin in Herz-, Thorax- und Gefäßchirurgie. 1990, 2. Auflage, Springer Verlag, Berlin-New York

Larsen, R.:
  Anästhesie und Intensivmedizin. 1987, 2. Auflage, Springer Verlag, Berlin-New York

Lawin, P.:
  Praxis der Intensivbehandlung. 1989, 5. Auflage, Thieme Verlag, Stuttgart

Lawin, P., et al.:
  Intensivmedizin. 1987 INA,Thieme Verlag, Stuttgart

Lotze, P., Siegel, E., Spilker, D.:
  Grundbegriffe der Beatmung. 1984, 1. Auflage, GiT Verlag

Niemer, N.:
  Datenbuch Intensivmedizin. 1979, 1. Auflage, Gustav Fischer Verlag, Stuttgart

Obladen, M.:
  Neugeborenenintensivpflege. 1989, 4. Auflage, Springer Verlag

Opderbecke, H.W.:
  Zentrale Venenkatheter. 1985, 1. Auflage, Perimed Fachbuch Verlagsgesellschaft, Erlangen

Piek, J.:
  Neurochirurgische Intensivmedizin. 1991, 1. Auflage, W. Zuckschwerdt Verlag München

Roper, N., Logan, W., Tierney, A.:
  Die Elemente der Krankenpflege. 1989, 2. Auflage, Recom

Rother, K., Lutz, H.:
  Plasmatherapie. 1985, 1. Auflage, Behring Verlag

Schölmerich, P. et al.:
  Interne Intensivmedizin. 1980, 2. Aufl., Thieme, Stuttgart

Schönweiß, G.:
  Dialyse Fibel. 1990, 1. Auflage, Perimed Fachbuch Verlagsgesellschaft, Erlangen

Schuster, H.P. et al.:
  Checkliste Intensivmedizin. 1987, 3. Auflage, Thieme
  Verlag, Stuttgart

Sefrin, P.:
  Kompendium der Intensivmedizin. 1986, 1. Auflage,
  W. Zuckschwerdt Verlag, München

Sirtl, C., Jesch, F.:
  Anästhesiologisches Notizbuch. 1989, Wissenschaftliche
  Verlagsabteilung, Abbott GmbH, Wiesbaden

Steinbereithner, K., Bergmann, H.:
  Intensivstation/pflege/therapie. 1984, 2. Auflage, Thieme
  Verlag, Stuttgart

Taeger, K. et al.:
  Grundlagen der Anästhesiologie und Intensivmedizin für
  Fachpersonal. 1989, Band 1, 2, 3, 4; Wissenschaftliche Ver-
  lagsabteilung, Abbott GmbH, Wiesbaden

Thofern, Botzenhart:
  Hygiene und Infektionen im Krankenhaus. 1983, 1. Aufl.

Wolff:
  Die künstliche Beatmung auf Intensivstationen. 1983,
  3. Aufl., Springer Verlag, Berlin-New York

Anhang

Pflegeanamnesebogen
Pflegeverlegungsbogen
Pflegedokumentationsbogen (mit Norton-Skala)

Anamnesebogen Intensivpflege

Name : (Aufkleber)

Vorname :

Geb Dat. :

Angehörige :

Telefonnummer(n) :

Seelsorge erwünscht :
ja ☐   nein ☐
Krankensalbung am
Konfession

Information über Lebensgewohnheiten :

Soziale Situation/Häusl. Versorgung :

Wertgegenstände / pers. Sachen :

Körperhilfsmittel :

Kontaktlinsen	rechts ☐	links ☐	Brille ☐	
Glasauge	rechts ☐	links ☐		
Arm-/Beinprothese	rechts ☐	links ☐		
Zahnprothese	oben ☐	unten ☐		
Hörgerät	☐	Perücke/Haarteil ☐		
Gehhilfen	☐			

Besonderheiten :
Schrittmacher ☐   Anus praeter ☐
Allergie(n)
Sonstiges

Pflegekategorie
1 unabhängig
2 eingeschränkt durch Bettruhe und/oder leichte Bettruhe
3 eingeschränkt durch strenge Bettruhe und/oder schwere Behandlung
4 vollständig abhängig

Bewußtseinszustand :
☐ komatos sediert   ☐ klar orientiert   ☐ verwirrt

Neurolog. Ausfälle :
☐   ☐ Nein

Psychischer Zustand :
☐ kooperativ   ☐ ängstlich
☐ nicht kooperativ ☐ aggressiv

Körperlicher Zustand :

Mund	☐ unauffällig	☐ Soor	
	☐ Borken	☐ trocken	
Nase	☐ unauffällig		
	☐ unauffällig	☐ Nekrose	
Augen	☐ unauffällig	☐ entzündet	
Ohren	☐ unauffällig		
Hautzustand	☐ unauffällig		
Kontrakturen	☐ Nein	☐ Ja	

Mobilität	☐ mobil	☐ teilweise mobil	
	☐ immobil		
Inkontinenz	☐ Nein	☐ Stuhl	
	☐ Urin		
	Blasenkatheter / Suprapub. Katheter		
	CH	gelegt am	

Ernährungszustand	☐ Normal	
	☐ Adipositas	☐ Kachexie
Ernährung	☐ oral	
	☐ Diät	
	☐ Magensonde	CH
	gelegt am	
	☐ ZVK	Lage
	gelegt am	
	☐ ZVK	Lage
	gelegt am	

Atmung   ☐ spontan
☐ Beatmung

Tubus / Tracheostoma
Lage
Art   CH
gelegt am

Aufnahmedatum :
Aufnahmeuhrzeit :

Aufnehmende Pflegekraft :

Punktzahl Norton-Skala
gesamt
Dekubitus einzeichnen. Grad jeweils an den betreffenden
Körperstellen eintragen

Swan-Ganz-Kath	Lage	gelegt am
Braunüle	Lage	Größe
Braunüle	Lage	Größe
	Lage	gelegt am
Art Kanüle		gelegt am
Drainage 1	Lage	gelegt am
Drainage 2	Lage	gelegt am
Drainage 3	Lage	gelegt am

Verlegungsbogen Intensivpflege

☐ ☐ ☐/☐   ☐

Verlegung von Station:

Verlegung nach:

Aufenthalt auf Station: _____ Tage

Diagnose(n) / OP:

Bewußtseinszustand:
☐ komatos sediert ☐ verwirrt ☐ klar orientiert

Neurolog. Ausfälle:
☐ Nein ☐ _____

Psychischer Zustand:
☐ kooperativ ☐ angstlich
☐ nicht kooperativ ☐ agressiv

Körperlicher Zustand:

Mund	☐ unauffällig	☐ Soor	
	☐ Borken	☐ trocken	
	☐ Mundpflege mit		
Nase	☐ unauffällig	☐ Nekrose	☐ entzundet
Augen	☐ unauffällig		
Ohren	☐ unauffällig		
Hautzustand	☐ unauffällig		
Kontrakturen	☐ Nein	☐ Ja	
Mobilität	☐ mobil	☐ immobil	☐ teilweise mobil
Inkontinenz	☐ Nein	☐ Urin	
	☐ Stuhl, zuletzt abgeführt		
	☐ Blasenkatheter / Suprapub. Katheter		
	CH _____ gelegt am		

Ernährungszustand:
☐ Normal ☐ Adipositas ☐ Kachexie
Ernährung ☐ oral ☐ parenteral ☐ enteral
☐ Diät ☐ ißt selbständig ☐ Schluckversuche
☐ benötigt Hilfe
☐ muß gefüttert werden
☐ Magensonde gelegt am _____ Lage _____
CH _____
☐ ZVK gelegt am _____ Lage _____
☐ ZVK gelegt am _____ Lage _____

Angehörige:

Telefonnummer(n):

Seelsorge erwünscht: ☐ ja ☐ nein
Krankensalbung am
Konfession

Information über Lebensgewohnheiten:

Soziale Situation/Häusl. Versorgung:

Wertgegenstände / pers. Sachen: ☐ alle mitgegeben

Körperhilfsmittel:
Kontaktlinsen ☐ rechts ☐ links ☐ Brille
Glasauge ☐ rechts ☐ links
Arm-/Beinprothese ☐ rechts ☐ links
Zahnprothese ☐ oben ☐ unten
Hörgerät ☐ ☐ Perücke/Haarteil
Gehhilfen ☐

Besonderheiten:
Schrittmacher ☐ Anus praeter ☐
Allergie(n) ☐
Sonstiges

Atmung
☐ spontan ☐ Beatmung _____
Pneumonieprophylaxe ☐ Nein ☐ CPAP
☐ Blasflasche
☐ Inhalation mit
Patient hustet ☐ gut ☐ schlecht ab
☐ Absaugen nötig ☐ Abklopfen
☐ Tubus / Tracheostoma

Liegende Katheter:

Swan-Ganz-Kath	gelegt am	Lage	
Braunüle	gelegt am	Lage	Größe
Braunüle	gelegt am	Lage	Größe
Art. Kanüle	gelegt am	Lage	Größe
Drainage 1	gelegt am	Lage	
Drainage 2	gelegt am	Lage	
Drainage 3	gelegt am	Lage	

Letzter Verbandwechsel:

Letzter Verbandwechsel:

Lagerung:
☐ Schaumstoffweichlagerung
☐ Luftkissenbett
☐ Mikroglaskugelsystem

Pflegekategorie
1 unabhängig
2 eingeschränkt durch Bettruhe und/oder leichte Bett...
3 eingeschränkt durch strenge Bettruhe
und/oder schwere Behinderung
4 vollsändig abhängig

Dekubitualdokumentation
siehe Pflegedokumentationsbogen !
Rückfragen zur Pflege bitte unter Telefon:
0211 / 311 -

Besonderheiten:

Verlegungsdatum:
Verlegungsuhrzeit:
Abgebende Pflegekraft:
Auf-/Übernehmende Pflegekraft:

MEDIZINISCHE EINRICHTUNGEN DER HEINRICH-HEINE-UNIVERSITÄT DÜSSELDORF
PFLEGEDOKUMENTATION UND PLANUNG

Intensivstation: _____

Name: _____ Geb.-Datum: _____

Vorname: _____

Pflegekraft: FD: _____
SD: _____
ND: _____

Datum: _____   Blatt: _____

Pflegestandard nach Handbuch	11	12	13	14	15	16	17	18	19	20	21	22	23	24	1	2	3	4	5	6	7	8	9	10
Ganzwaschung																								
vollst./teilw.																								
selbst																								
Rasur																								
Hand-/Fußpflege																								
Mundpflege																								
Kamillosan/Panthenol																								
Nasenpflege																								
Augenpflege																								
Reinigung/Bepanthen AS																								
Lippium																								
Ohrenpflege																								
Haarpflege																								
Cuff und Rachenspülung																								
Dekubitusprophylaxe Hautpflege																								
Normale Matratze																								
Schaumstoffweichlagerung																								
Luftkissenbett																								
Mikroglaskugelsystem																								

Lagerung	11	12	13	14	15	16	17	18	19	20	21	22	23	24	1	2	3	4	5	6	7	8	9	10
30° Seitenlagerung rechts / links																								
Rückenlagerung																								
Oberkörperhochlagerung																								
Herzbettlage																								
Hirndrucklagerung																								
Bauchlagerung																								
Aufrichten im Bett																								
Bettkante / Sessel																								

Ernährung	11	12	13	14	15	16	17	18	19	20	21	22	23	24	1	2	3	4	5	6	7	8	9	10
Speisen/Sonderkost richten																								
Nahrung/Sondenkost verabreichen																								
Pat. hat gegessen/getrunken																								
v = viel, w = wenig, n = normal																								

Bewußtseinslage	11	12	13	14	15	16	17	18	19	20	21	22	23	24	1	2	3	4	5	6	7	8	9	10
klar orientiert																								
verwirrt																								
komatös/sediert																								

Verbandwechsel	11	12	13	14	15	16	17	18	19	20	21	22	23	24	1	2	3	4	5	6	7	8	9	10
ZVK																								
Art. Kanüle																								
Swan-Ganz-Kath																								
temp. Schrittmacherkath.																								
Braunüle																								
Endotrachealer Tubus / MS																								

Tracheostomapflege	11	12	13	14	15	16	17	18	19	20	21	22	23	24	1	2	3	4	5	6	7	8	9	10
geblockte Kanüle																								
nicht geblockte Kanüle																								
nach Kanülenentf.																								
Assistenz bei																								
Legen eines ZVK																								
Legen einer Art. Kanüle																								
Legen eines Swan-Ganz-K.																								
Intubation/Umintubation / Extubation																								
VW																								
Bronchoskopie																								
Wechsel der Trachealkanüle																								

Pneumonieprophylaxe	11	12	13	14	15	16	17	18	19	20	21	22	23	24	1	2	3	4	5	6	7	8	9	10
Manuelle Atemhilfe																								
Abklopfen																								
Blasflasche																								
Maske-CPAP																								
Inhalation																								

Systemwechsel	11	12	13	14	15	16	17	18	19	20	21	22	23	24	1	2	3	4	5	6	7	8	9	10
Infusionssystemwechsel																								
Art. Kanüle entf.																								
CPAP-Systemwechsel																								
BK legen/wechseln/entf.																								
Uriofix wechseln																								
MS legen/wechseln/entf.																								
ZVK entf./zurückziehen																								
Absaugsystemwechsel																								
Beatmungssystemwechsel																								
nasopharyng. Tubuswechsel																								
Mundpflegesetwechsel																								

Ende der Fixierung: _____ Uhr

- [ ] Fußmanschetten
- [ ] Bauch/Brustgurt

- [ ] Alkoholgenuß
- [ ] Verwirrtheitszustände mit mot. Unruhe
- [ ] organische Erkrankung
- [ ] psychiatr. Erkrankung
- [ ] bedingt durch
- [ ] zum Schutz liegender Katheter/Sonden /Tuben

Die Fixierung erfolgte:
- [ ] nach vorheriger ärztl. Anordnung durch
- [ ] ohne vorherige ärztl. Anordnung unter umgehender Benachrichtigung des zuständigen Arztes und nachgehender ärztlicher Bestätigung durch
- [ ] kurzfristig z. B. postoperativ
- [ ] längerfristig, z. B. wegen Sedierung

Pflegebericht/Aufnahmebefund

Uhrzeit	Pflegeproblem	Pflegeziel	Pflegemaßnahme

überarbeitete Norton-Skala

Dekubitusgefahr bei 25 Punkten und weniger!

Motivation Kooperationsbereitschaft	Alter	Hautzustand	Zusatzerkrankung	Körperlicher Zustand	Geistiger Zustand	Aktivität	Beweglichkeit	Inkontinenz
voll 4	< 10 4	normal 4	keine 4	gut 4	klar 4	geht ohne Hilfe 4	voll 4	keine 4
wenig 3	< 30 3	schuppig trocken 3	Fieber Diabetes Anämie MS, Ca. Adipositas Arterielle Verschlußkrankheit 3	ledlich 3	apathisch teilnahmslos 3	geht mit Hilfe 3	kaum eingeschränkt 3	manchmal 3
teilweise 2	< 60 2	feucht 2	2	schlecht 2	verwirrt 2	rollstuhlbedürftig 2	sehr eingeschränkt 2	meistens Urin 2
keine 1	> 60 1	Allergie Risse 1	1	sehr schlecht 1	stuporös (sediert) 1	bett lägrig 1	voll eingeschränkt 1	Urin und Stuhl 1
Zeit								Gesamt

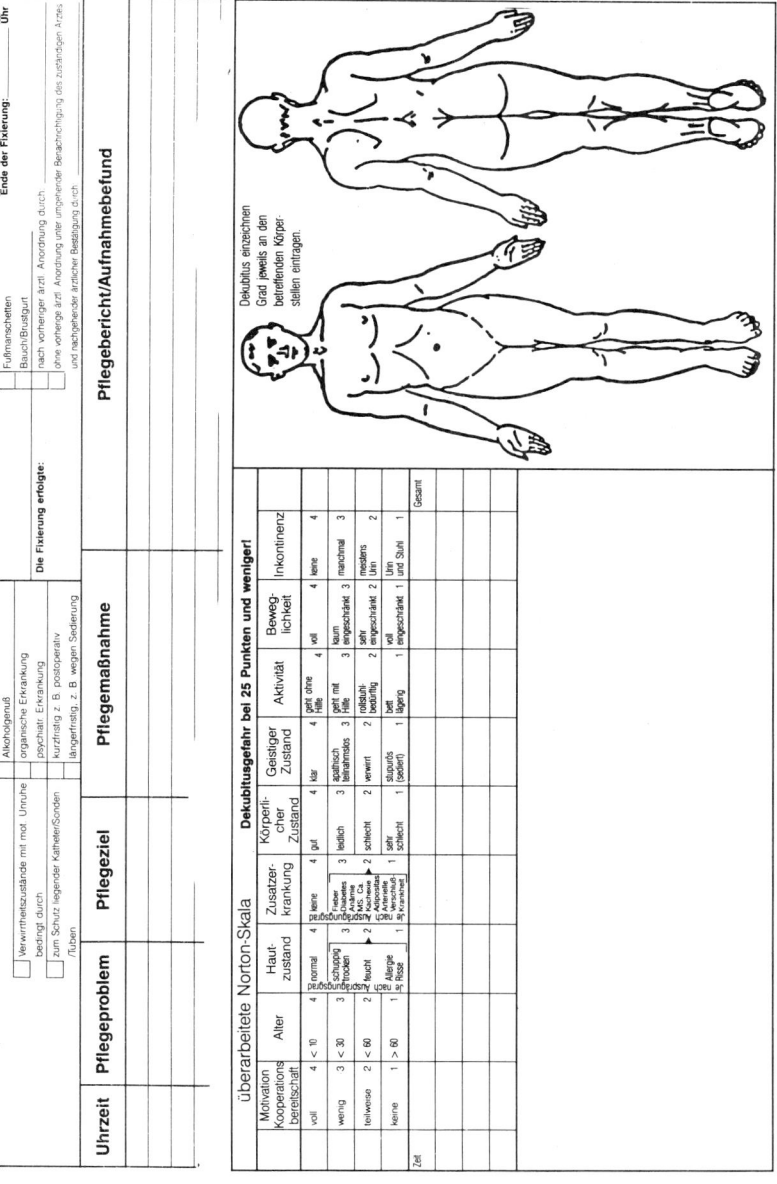

Dekubitus einzeichnen Grad jeweils an den betreffenden Körperstellen eintragen.

Hans A. von der Mosel

Medizintechnik

für Pflegekräfte

Eine Einführung in die medizinische Gerätekunde

Unfälle auf Intensivstationen, die auf fehlerhafte Anwendung medizinisch-technischer Geräte zurückzuführen sind, lassen sich durch sachgerechte Handhabung vermeiden. Dazu ist Grundlagenwissen erforderlich, das in diesem Buch vermittelt wird. So können Gefahren für die Patienten und strafrechtliche Konsequenzen für das Personal ausgeschaltet werden
192 S., 99 Abb., 1 Tab. gebunden, ISBN 3-921958-81-4
DM 42,00

Lothar Ullrich
Nachweisheft für die zweijährige Fachweiterbildung in der Anästhesie und Intensivpflege
DM 8,50 (Mengenpreis ab 12 Stück: DM 7,50)

André Korn et al.
Neurochirurgische Intensivpflege
216 S., 93 Abb., 20 Tab., Paperback, ISBN 3-921958-63-6
DM 39,80

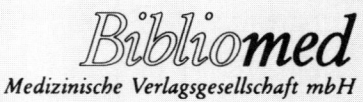

Bibliomed
Medizinische Verlagsgesellschaft mbH